救救熟齡肌！

跟著皮膚科醫師
做好 **皮膚保健**
從此不癢不臭不怕露

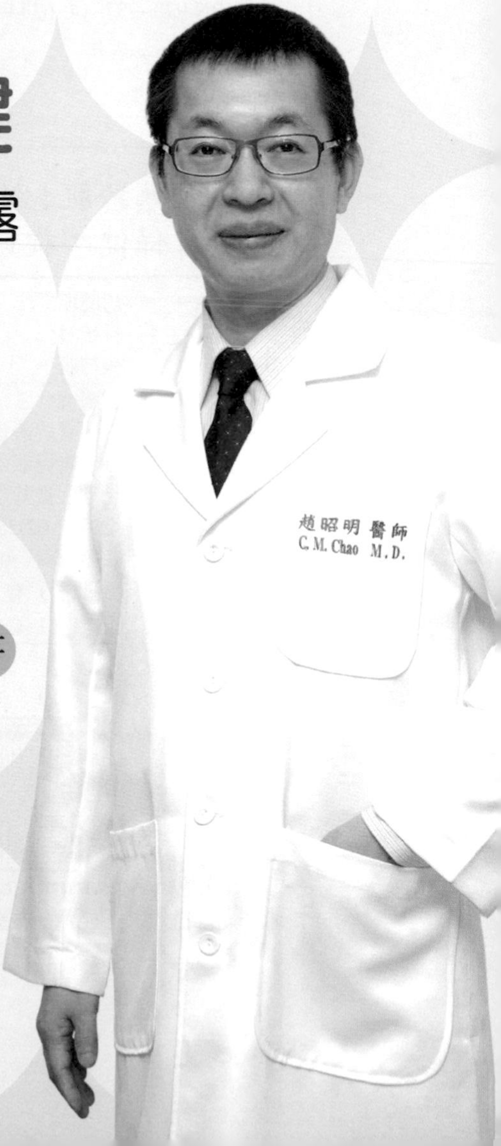

趙昭明 著

養生智慧

國家圖書館出版品預行編目資料

救救熟齡肌！跟著皮膚科醫師做好皮膚保健，從此不癢不臭不怕露／趙昭明著.－－初版一刷.－－臺北市：三民，2018
面；　公分.－－(養生智慧)

ISBN 978-957-14-6344-5　(平裝)

1.皮膚科 2.老年

415.7　　　　106020425

© 救救熟齡肌！跟著皮膚科醫師做好皮膚保健，從此不癢不臭不怕露

著作人	趙昭明
責任編輯	林怡君
美術設計	張萍軒
發行人	劉振強
著作財產權人	三民書局股份有限公司
發行所	三民書局股份有限公司 地址　臺北市復興北路386號 電話　(02)25006600 郵撥帳號　0009998-5
門市部	(復北店) 臺北市復興北路386號 (重南店) 臺北市重慶南路一段61號
出版日期	初版一刷　2018年1月
編號	S 541410

行政院新聞局登記證局版臺業字第〇二〇〇號

ISBN　978-957-14-6344-5　(平裝)

http://www.sanmin.com.tw　三民網路書店

叢書出版緣起

隨著醫學科技日益進步，大幅延長人類的壽命，臺灣在一九九三年已進入聯合國定義的高齡化社會。根據統計，不久的將來，老年人口將會占總人口數的20%，臺灣將進入「超高齡社會」，意味著每四到五個人中，就有一位老人。

過往人們追求延長壽命的觀念，也進一步轉變成如何「活得老，也活得好」的整體規劃。人們開始認真思考熟齡生活該如何計畫、身體該如何養護、人際關係該如何整理等問題。政府也訂定了許多相關的法令，提供年長者各式各樣的服務與補助，期望能營造一個友善的環境，讓每個人都能老得自在、老得快活！

身為對社會具有責任的文化出版者，我們是否也能為熟齡社會做些什麼？在一番觀察與反省後，我們思索著要帶給社會一些什麼樣的東西，讓臺灣的熟齡世代，可以朝向一個更美好、更有希望及更理想的未來。以此作為基礎，我們企劃了【養生智慧】系列叢書，邀集各領域中學有專精的醫師、專家學者，共同為社會盡一分心力，提供熟齡世代以更嶄新的眼光、更深層的思考，重新看待自己的生命與未來，省視自我的人生歷練，進而邁向更完整、圓融的生命歷程。

【養生智慧】系列叢書涵蓋生理、心理與社會生活層面，以提供熟年世代更多元、更豐富的視野，達到「成功老化」的目標。「生理與心理層面」以常見的生理及心理疾病作為架構，集結了各大醫院的醫師與學者，以專業的角度介紹、分析，並以實務上豐富的閱歷提出具體的建議與提醒，不僅能提供患者及其家屬實用的醫護內容，更是一般大眾的預防保健寶典。「社會生活層面」則涵蓋熟齡生活的所有面向，包含人際關係的經營、休閒活動的安排及世代溝通的技巧等，使讀者能成功邁向擁有健康身體，且心靈富足的熟年生活。

本系列叢書重視知識的可信度與嚴謹性，並強調文字的易讀性與親切感，除了使讀者獲得正確的知識，更期待能轉化知識為正向、積極的生活行動力。我們深切地期望【養生智慧】系列叢書，能成為熟年世代的生涯良伴，讓我們透過閱讀，擁有更完整、更美好的人生。

三民書局編輯部　謹識

推薦序1

李龍騰

愛美是每個人的天性！

好的皮膚有很多形容詞，晶瑩剔透、柔軟細嫩、細白如雪、細皮嫩（白）肉、細嫩滑膩、光滑細緻、光滑潤澤、潔白無瑕……，想要讓人稱讚我們的皮膚，就必須先知道如何保養，要知道如何保養，則必須先知道皮膚的正常結構與功能，進而了解如何在日常生活中保護我們的皮膚，皮膚可能會發生哪些常見的病變？應該如何預防？如何處置？以讓我們的皮膚保有上述的美名，並保有保護我們身體的功能。

很高興看到趙醫師在這本書中使用了深入淺出的方式，介紹了皮膚的構造與功能，皮膚病的成因，也讓大家認識了老化的皮膚會有哪些變化，常見的皮膚病有哪些，以及老人家們應該如何保養我們的皮膚，趙醫師並以生動的臨床照片讓我們對各種老年人常見的皮膚疾病有所認識，也提供了很多方法讓我們了解如何防曬與保溼。

皮膚的老化不僅是自然的現象，也會受到我們內在的與外在的因素所影響，雖然皮膚老化是一個緩慢的過程，但如果要預防老化提早發生，我們平時就要做好皮膚的保養與防護，以及正確的飲食觀念，皮膚出現問題時就要馬上尋求協助，才能對症下藥，讓我們有機會青春永駐，有勇氣不嫌老。

（筆者為臺大醫院家庭醫學部主治醫師）

推薦序2

鄭凱云

我是新聞主播，播新聞時只要跟皮膚相關的疑難雜症，記者最常訪問的專家就是趙昭明醫師。

我是健康節目的主持人，播出超過十年的節目「健康2‧0」，討論過無數次的皮膚問題，包括頭皮屑、青春痘、濕疹、汗斑、香港腳、灰指甲、乾癬等等，趙醫師永遠是節目來賓的第一人選。因為他除了是極為權威的皮膚科醫師，臨床經驗豐富之外，最重要的是，他能用最深入淺出，最淺顯易懂的描述，帶觀眾從成因、症狀、治療和預防等層面，全方位守護皮膚健康，更能提醒患者在生活、飲食上該留心的細節。

這本書正顯現趙醫師的用心和細心，這是一本為臺灣高齡化做準備的皮膚保健專書，因為銀髮族遭遇的皮膚難題極其複雜，不僅是臉上、手上、身上會慢慢刻劃出一道道皺紋，隨著歲月推移，也悄悄長出一顆顆老人斑，加上皮膚乾燥搔癢、疾病疼痛等問題，時時刻刻困擾著高齡長者，但卻一直沒有專書周詳羅列症狀、發作原因、治療方法和預防方式，而趙醫師這本書全都齊全了！再加上醫師的貼心小叮嚀，就像一本銀髮皮膚保健的葵花寶典一樣，能讓人按圖索驥，邁向健康快樂的高齡生活。

鏡頭前的趙醫師，永遠掛著溫暖笑容，鏡頭下的他，依舊笑容不變，我常問趙醫師，「你怎麼都不會老，皮膚依舊如此白亮光滑」，他總是露出靦腆笑容說，「我的秘訣就是放寬心、做好皮膚清潔，還有多喝茶」，或許您還可以在這本書中，找到更多趙醫師的不老秘方。

（筆者為TVBS健康2・0節目主持人）

推薦序3

賴麗秋

年紀大了，就只能面對「雞皮鶴髮」的人生？

如何發現自己老了？如果以聯合國定義的六十五歲為老年來看，年紀只是個數字。因為當國人平均壽命已經達到八十歲，百歲人瑞更是逐年攀升的情況，相較之下六十五歲其實還年輕啊！

在《熟年誌》歷年來採訪的許多長輩中，不乏八、九十歲者，身體保養得宜，體態輕盈，令人不禁忽略歲月在他們臉上刻畫的痕跡，這些長輩展現出來的活力，絕對讓人猜不透他們的實際年齡；您說他們老嗎？不！他們比許多六、七十歲的後輩更健康。

面對老化社會，與其談年齡，大家更應該關注的是身體的預防保健與心理的認知狀態。當您長期熬夜，體能無法再迅速恢復時，您會感概老了！當您攬鏡自照，感嘆歲月真是一把無情刀，臉上皺紋不斷增加，肌肉量減少，皮膚日漸鬆弛、光澤不再，甚至生出許多人稱的「老人斑」。這個時候，對於「老」的定義可能不是因為年紀長了，而是體能、外貌讓人感受到老。

皮膚是人體最大的器官，那些我們看不見的、被身體保護著的器官，都會因為年紀增長而老化，更何況是這個肩負著保護、體溫調節、吸收、合成、分泌與排泄、感覺、再生修護等作用的皮膚，當然也會面臨老化威脅。

誠如本書作者趙昭明醫師說的，皮膚老化是由內在、外在、自然因素、非自然因素等造成的衰老現象。人一出生就是老化的開始，過了二十五歲的「皮膚的臨界點」，皮膚就會隨著生長過程明顯開始走下坡，年過五十就會出現各種初期的老化徵兆。就像成語「雞皮鶴髮」所形容的樣貌，這對於重視容貌的人來說，還真是無法接受的事實。

皮膚位在保護身體的第一線，抵禦外界的刺激，各種外界環境的變化，甚至自發性細胞產生病變，都可能引起皮膚的疾病。除此，有些內臟器官的疾病也會在皮膚上顯現出來。因此，如何觀察皮膚的變化，也應該是熟年長輩進行預防保健重要的一環。

趙昭明醫師在本書中以深入淺出的文字，由皮膚的基本常識開始，逐步地引領讀者認識皮膚的構造、功能、皮膚病的成因、老化現象，到熟年常見的各類皮膚病等，有系統地讓讀者認識皮膚，進而學習保護、保養皮膚。這本書不僅適合熟年長輩閱讀，更是一本全家老小都能學習皮膚知識與保養的好用參考指南。

（筆者為《Life Plus 熟年誌》總編輯）

自序

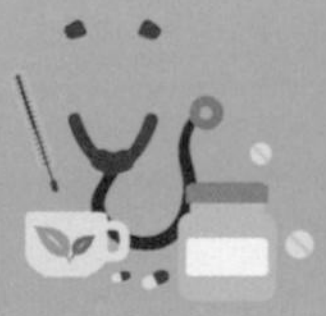

趙昭明

老年皮膚的問題難以一言以敝，在我們的生活周遭，各式各樣的商品，舉凡防曬、保養、美白等乳液及乳霜，琳瑯滿目，都直接衝擊我們對皮膚的美感與健康審視。在現代日新月異的科學背景與快速繁忙的生活腳步中，如何維持皮膚的健康，減緩皮膚老化凋零的速度是每個現代人都必須要知悉的課題。隨著醫療科技的進步與美容業的發達，對於皮膚的各項機能及皮膚疾病的了解漸趨透徹，皮膚學對於老化的皮膚將有更多的體認。

皮膚有保護、免疫、內分泌、吸收等多重的功能，其重要性不言而喻，保養的作為勢在必行。然而現代人周遭充斥著會對皮膚產生危害的環境毒素，加上不正常的生活作息與飲食，使我們的皮膚生病老化。而皮膚的問題有時不單是表面皮膚的症狀，往往與一些內在的疾病有關。

本書的目的並不是在提供大眾繁複的皮膚學知識，而是以淺顯易懂的描述方式，讓大家認識老化的皮膚會有哪些變化，常見的皮膚病有哪些，並以生動的臨床照片讓大家對老年人各種常見的皮膚疾病留下深刻的印象。值得一提的是，常見的老年人皮膚疾病並不是只出現在老年人，而是各個時期的族群都有可能會遇到，只是因為長期的接觸、累積或是皮膚功能漸漸衰退等原因，導致這些皮膚病常常出現在老人族群中。所以，除了老年人及照護者需要具備這些知識，年輕的族群也必須要了解如何預防在未來的老年生活中出現這些皮膚病。

本書的完成也要感謝我優秀的學弟戴醫師的資料收集及整理。希望本書的出版能帶給大家對老年皮膚學更深一層的認識，對於自己皮膚的健康能更為重視，對於一些早期的警訊或是病灶能及早發現與治療，尤其老年皮膚保養更甚於治療，更因為現在醫療科技的進步及人類壽命的延長，幾乎人人都可能變成老年人，對於未來老年人的長期照料，也就是所謂的長照，有了適當的保養，才能享有健康的老年生活及生活品質。

目次

第2篇 銀髮族常見皮膚病

第3篇 老年皮膚保健

第一篇 皮膚的基本常識

一、皮膚的構造與功能

二、皮膚病的成因

三、皮膚老化現象

一、皮膚的構造與功能

皮膚會癢、發炎甚至產生病變，是如此神奇與奧妙。皮毛問題看似簡單，其實學問也不小。雖然已經有許多研究報告說明皮膚發生問題的大部分原因，但是為什麼有人的皮膚容易癢，有人的就是不會癢？難道皮膚的好與壞也是一從娘胎就已由宿命所決定？

當然先天的因素固然重要，但是後天外在環境及萬物的造化也是會影響的，所以追根究底，皮膚表面表現出的徵兆，應該從皮膚的結構去探索：這到底是單純的皮膚問題，還是內臟器官有問題而影響皮膚？

皮膚的構造

皮膚是人體最大的器官，表面積約有二平方公尺，也是對外接觸的第一道防線，必須承受由外界來的各種刺激，並緩和這些刺激對體內造成的影響，這便是皮膚作為保護人體所擔負的任務。皮膚的厚薄並不均勻，構造也有些微不同，但以眼皮最薄、手掌及腳掌最厚，整體而言都是為了保護身體，許多分泌物也是為了此目的而存在。

皮膚是由表皮、真皮及皮下組織所組成的，以下分別做介紹。

表皮

表皮層沒有血管分

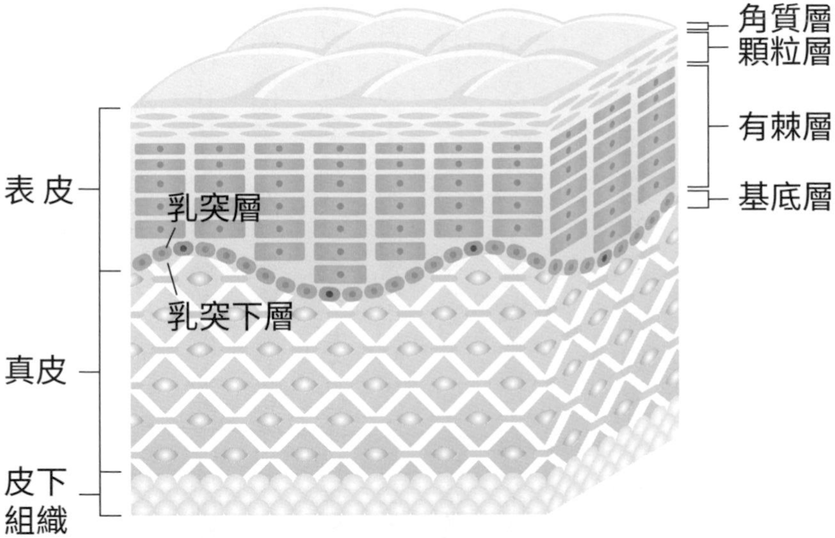

圖 1–1

人體皮膚組織構造圖

布，存在皮膚的最外層，又可以分為五層，厚度在零點零六到三公厘不等：

1 角質層

位於皮膚與外界接觸的第一道防線，主要由角質細胞構成，它是沒有細胞核的死細胞，主要提供防水及保護的作用，外為固醇與脂肪酸形成的脂質屏障，內約含有百分之十五到二十五的保溼因子，維持皮膚正常含水量，主要成分為角蛋白（為一種蛋白質），角蛋白的吸水性強，約含有百分之七的脂質及百分之十五到二十的水分。水分若低於百分之十，皮膚會呈現乾燥；若高於百分之二十五時，則皮膚容易發癢。它也有很強的酸鹼中和能力，健康皮膚的角化很規律，平均約二十一到二十八天，一旦表皮角化不正常就會產生很多的皮膚疾病。

2 透明層

具有一些透明物質，此層只存在於手掌與腳掌，帶陽電子，可中和外來的鹼性物質。

3 顆粒層

結構中含有透明顆粒而得此名，當細胞開始逐漸老化，而呈現扁平紡錘狀，帶陰電子，可中和外來的酸性物質，與透明層形成皮膚天然的中和帶。

4 棘狀層

由許多圓形細胞構成，具有免疫作用的格蘭氏細胞也在其中，棘狀層是表皮中最厚的一層。主要的淋巴液流動在此區，專責營養補給的工作。

5 基底層

這是表皮與真皮層接觸的區塊，存在此間的細胞呈圓柱形，內含有基底細胞與黑色素細胞。黑色素細胞在光學顯微鏡下看來是呈空泡透明狀，而黑斑的形成也與基底層的黑色素細胞大量分泌黑色素有關。

真皮

皮膚的真皮層與老化有很大的關係，百分之九十的皮膚厚度主要由膠原蛋白所構成，又分為乳突真皮層及網狀真皮層。乳突真皮層又可分為：

1 乳突層

又叫表淺真皮層，具有第三型的膠原蛋白，乳突層內有毛細血管，能對表皮供給養分。

2 乳突下層

負責乳突層與網狀層的聯絡工作，最重要的工作就是儲存豐富的水分。

網狀真皮層又叫深部真皮層，百分之八十由膠原蛋白組成，主要具有第一型的膠原蛋白，使皮膚具有彈性和伸展力。含有彈力纖維及平滑肌纖維，是非常強韌的一層，主要成分為膠原質和彈性蛋白。具有彈簧般的構造，能緩和來自體外的物理刺激，帶給皮膚彈性，但隨年歲增長會漸漸衰退，就容易產生皺紋。

皮下組織

結締組織纖維交錯，含有脂肪球，其厚度取決於其中的脂肪量，因人而異，故稱為皮下脂肪。脂肪球能防止體溫散失和保護身體的外在撞擊，並儲存身體多餘的卡路里與能量。一般女性的皮下脂肪組織會比男性厚。

皮膚的附屬器官

毛髮、指甲、皮脂腺、汗腺等為皮膚的附屬器官，而這些附屬器官出現問題時，也常常是造成很多皮膚疾病的主要原因之一，尤其是掉髮問題現在更是被大家所重視。

皮膚的功能

皮膚在身體上主要有保護、體溫調節、吸收、合成、分泌與排泄、感覺、再生修護等作用，只要任何一個作用出問題就會產生皮膚疾病。然而就生理層面而言，除了基礎功能外，皮膚還肩負著最重要的美觀功能。

二、皮膚病的成因

皮膚受到外界刺激，包括溫度和溼度的改變、紫外線的照射、病媒感染，甚至自發性細胞產生病變，都可能引起皮膚的疾病。而且，有些內臟器官的疾病也會在皮膚上表現出來。

老年人最常見的皮膚疾病是溼疹性皮膚炎及黴菌感染，而接觸性皮膚炎是最主要的溼疹性皮膚炎。顧名思義，接觸性皮膚炎即是皮膚在接觸到某些物質或材質時所發生的發炎現象，輕者皮膚起紅疹及搔癢，嚴重者則會產生水泡及潰爛的症狀。

皮膚為身體最外層的器官，但環境中化學物質眾多，一旦皮膚接觸到某些特定的化學物質，則有可能因為個人體質的關係導致皮膚發炎及過敏。

一般人通常不會知道自己接觸哪些物質後會產生過敏反應，直到不小心接觸後，產生皮膚過敏刺激及不適的症狀，才發現自己的皮膚對某些物質過度敏感，也才了解到這種成分物對皮膚的危害。

老年人的皮膚疾病大都具有複雜且多變的特性，這與老年人的生理變化密切相關。老年人本身因身體老化，或多或少都有慢性疾病，導致皮膚疾病的原因較為多元，而且反覆無常不容易斷根，對生活品質的影響非常大。

治療皮膚炎最重要的就是要減少搔抓，癢感能減少溼疹就好一半。根據各種不同的皮膚症狀必須要找出原因，針對問題對症下藥、加強預防，就可以把病情控制住了。

三、皮膚老化現象

皮膚老化是由內在、外在、自然、非自然因素等情形造成的衰老現象。出生即是老化的開始，年齡一過二十五歲「皮膚的臨界點」，皮膚就會隨著生長過程明顯開始走下坡，通常年過五十就會出現初期的老化徵兆，例如表皮層漸漸萎縮、變薄，真皮層中的膠原纖維、彈性纖維出現退化、皮膚脂肪減少，微血管也擴張，皮膚失去年輕時的光澤、粗糙萎縮、失去緊實與彈性、下垂和皺紋增加、眼袋形成、黑斑、色素脫失等。

皮膚老化的原因

1 內在因素

皮膚抗氧化能力下降、氧氣濃度降低、葡萄糖糖化、細胞自然死亡、內在自由基傷害、荷爾蒙減少、免疫力降低、過度乾燥、保水度降低、油脂分泌減少等。

2 自然因素

自然老化、遺傳體質、皮膚器官退化、功能退化等。

3 外在因素

日曬、汙染、外在自由基傷害、抽菸、熬夜失眠、營養不良、緊張、壓力等。

4 非自然因素

身體疾病、放射線照射、化療、嚴重創傷等。

老化不管是任何因素所引起都是人體的退化現象，雖然不能改變，但是我們可以經由防止陽光曝曬、飲食營養充足、生活規律、減少熱量攝取，來降低不正常的代謝率，減少氧化壓力使身體更健康，來延緩老化的腳步，進而延長壽命。

第二篇 銀髮族常見的皮膚病

一、溼疹性皮膚炎
二、表淺性黴菌感染
三、病毒感染
四、細菌感染
五、皮膚腫瘤
六、免疫性疾病
七、傳染性皮膚炎
八、掉　髮
九、其他皮膚疾病
十、與美容有關的問題

一、煩人不易擺脫的溼疹性皮膚炎

老年性皮膚搔癢症

症狀說明

老年性皮膚搔癢症是老年人常見的皮膚疾病，越抓越癢是其特色，大多發生於六十歲以上的老年人，男性的發病率比女性高，晚上搔癢的感覺會比白天嚴重。主要表現初期為皮膚乾燥變薄、表皮脫屑，中期則是因長期的搔抓，皮膚上會出現許多抓痕、瘀青、血痂，末期則會色素沉澱、苔蘚樣皮膚變厚粗糙等，嚴重者可能發生皮膚感染造成蜂窩性組織炎。發生部位以四肢及軀幹最為常見。

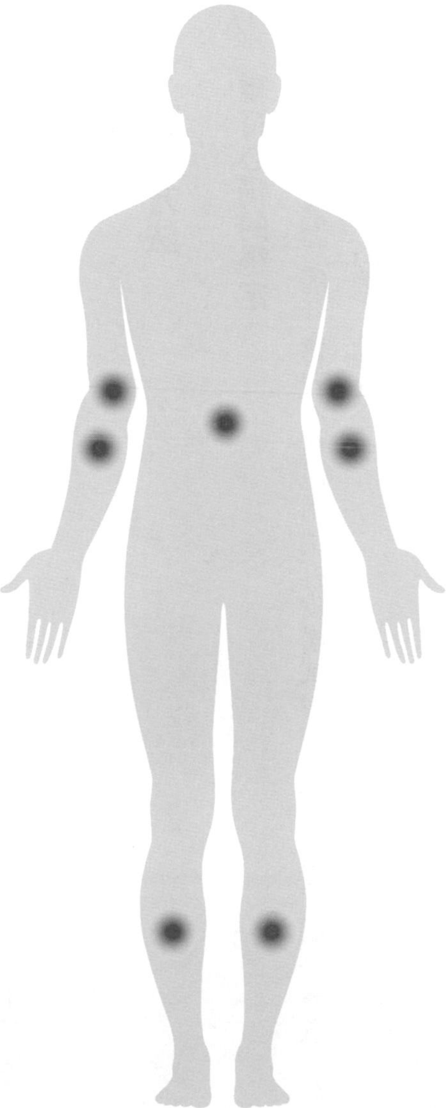

發作原因

多是由於皮膚老化萎縮、皮脂腺和汗腺分泌功能變差，使皮膚含水量減少、缺乏皮脂油脂滋潤、受周圍環境因素刺激誘發等所致。人到了老年，可能會因服用如高血壓、糖尿病、腎功能障礙等慢性疾病藥物，或是因情緒波動、溫度變化等而誘發皮膚搔癢症。但常會因為忽略這些徵兆而使病情時好時壞，久而久之就會影響情緒，造成失眠，甚至變得脾氣暴躁、煩躁不安，進而影響生活品質及皮膚健康。

治療方法

可用弱效類固醇油膏擦拭及口服抗組織胺藥物治療，並可塗乳液加強保溼。

預防方法

1 維持心情的穩定

減少對「癢」的注意力，可以用拍打皮膚或冷敷肌膚的方式減少癢感，防止精神因素加重全身搔癢。

2 強化皮膚滋潤度

老年人因皮膚乾燥缺水，常洗澡會使皮膚越來越乾燥，如果洗澡水過熱、用鹼性大的肥皂或用力搓澡，都會加重皮膚乾燥的狀態。另外，由於冬天氣溫較低、流汗量少，洗澡的次數也應減少，洗澡的方式以淋浴為主，水溫避免過高，盡量不要超過四十度，洗澡後在全身或常搔癢的部位塗抹含有油脂較高的潤膚乳或油，以保持皮膚的滋潤度。

3 選擇合適的衣物

老年人應盡量選擇純棉衣物，穿著也要寬鬆。毛或混紡的內衣褲或質地粗糙的內衣，對皮膚有刺激作用，容易造成搔癢。近年來發熱衣非常流行，但不容易散熱，而且這種含化纖成分的衣物穿在人身體上容易產生靜電，這些靜電在人體上會產生大量陽離子，易使人體皮膚的水分減少分泌，導致皮膚乾燥。同時現在一些品質低劣的衣物中含有過多甲醛，甲醛也會導致人體產生皮膚過敏現象，引起皮膚搔癢。

4 健康的飲食習慣

飲食要清淡，忌菸、酒、濃茶及咖啡，少吃辛辣刺激性食物，忌食易致過敏的食物如香菇、豆類、筍子及有殼的海鮮。因此改掉不適當的飲食習慣，對於老年皮膚搔癢的防治非常重要。同時，多攝取牛奶、蛋類、瘦肉及新鮮蔬菜，如大小白菜、高麗菜、空心菜等。另外，多吃如蕃茄、奇異果、柑橘類等水果，也可適量補充維生素C、B及E，還要適量喝水以補充體內水分，增加新陳代謝。

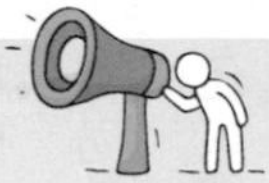

醫師小叮嚀

老年性皮膚搔癢症的發生，與老年人的生理變化有密切相關。大多為皮膚腺體功能退化萎縮所致，因而出現皺紋，皮膚變脆，抵抗力下降等狀況；從內臟系統來說，多與內分泌改變、過敏性因素、動脈硬化、糖尿病、貧血、習慣性便祕及肝臟疾病等有關，有時還是某些惡性疾病的表徵，甚至藥物也會造成皮膚搔癢。

面對頑固搔癢的複雜表徵，要提高警惕，才能排除由各種疾病引發的搔癢。若有持續性、復發性和頑固性的皮膚搔癢症，就要趕快去看醫生，找出搔癢的原因，進行病因治療才是根本之道。

老年性光過敏性皮膚炎

症狀說明

光過敏性皮膚炎也叫光過敏，主要是在陽光或人造光線的照射下，初期大約十到二十分鐘後，皮膚上出現紅疹、搔癢或其他過敏的表現。通常出現在長期日光下活動或是工作的人，並且因為每個人的曝曬程度不同，發生皮膚炎的機率及發炎的程度也不盡相同，老年女性發生的機會比老年男性高。

因為每個人體質的不同，也會出現不同嚴重程度粗粗的疹子，中期時有的呈現一片輕微的紅通通病灶，末期嚴重的發炎還會出現脫屑與極度的搔癢。主要出現在額頭、臉頰、頸部、胸部V字形區域及上肢手臂等光線直接照射的部位。

發作原因

紫外線的照射破壞了皮膚的屏障功能，導致皮膚表皮敏感老化及發炎。但是每個人的體質與修復能力不同，因此並不是每個人曝曬在陽光下都會產生皮膚炎。

老年人的皮膚本身已經面臨老化問題，再加上許多老年人都有慢性病如免

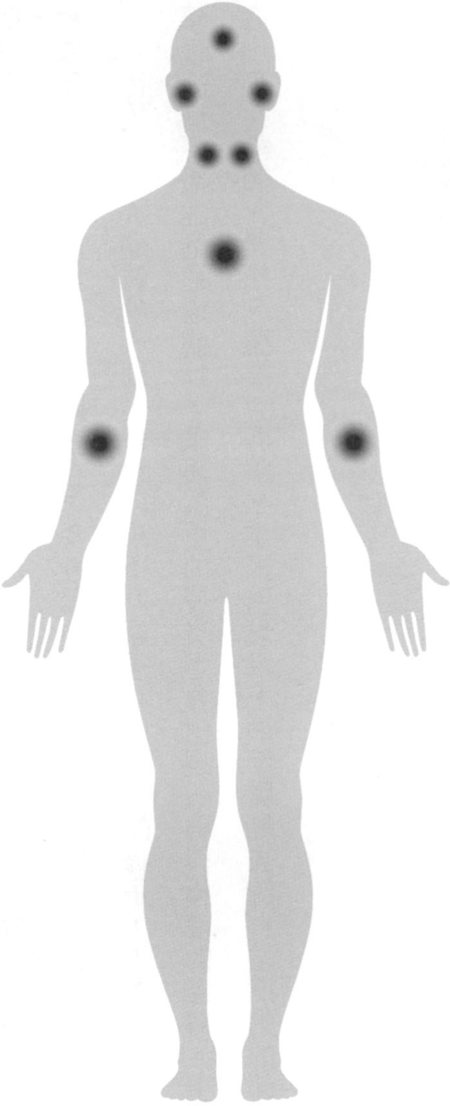

疫性疾病，或服用藥物，皮膚自然就會比較敏感。

少數人會產生光過敏是由於紅斑性狼瘡、藥物及食物所引起的，因此若這些問題沒有改善，就有可能導致光敏感性皮膚炎反覆發作。

目前會造成光過敏性皮膚炎的藥物已發現至少二百多種，像高血壓、糖尿病、精神科用藥，甚至抗生素等，都容易造成光過敏。此外，老年人自我修復的功能也不好，對紫外線的抵抗力較差，這些生理上的變化都使得老人家容易出現皮膚病變，一旦在戶外待久了，隨著陽光照射的時間變長，出現紅疹的機率也變高。

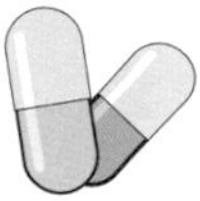

治療方法

可局部塗抹弱到中效的類固醇止癢消炎，並用冷水冷敷降溫及保溼。

預防方法

1 減少曝曬

外出活動時盡量減少陽光直接曝曬，或是避免陽光照射過久；並記得撐傘、穿著有防紫外線的長袖或是戴帽子，減少陽光直接照射的可能性。

2 做好防曬

建議使用防曬係數至少達 SPF 20–30 及 PA++ 到 +++ 的防曬乳，隨時都可補擦，並建議要多攝取水份，約 1,500–2,000 c. c.的水。

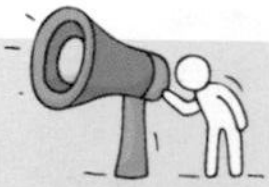

醫師小叮嚀

老年人皮膚較薄、皮膚老化，表皮彈性纖維及膠原蛋白減少，以至於修復能力大不如前。因此老人家首重平日保養，多攝取蔬果，如芭樂、柑橘類、維生素C和E等都可以藉由抗氧化的作用，增強皮膚抵抗紫外線的能力，並建議不要在陽光強烈的時候外出。

老年性缺脂性皮膚炎

症狀說明

又叫冬季癢、冬季溼疹、乾燥性溼疹。「癢、癢、癢」是主要特性，外觀上常出現搔抓產生的破皮流血，皮膚上會出現網狀紅斑，即紅色細紋呈交錯排列與脫屑。會出現紅腫、搔抓、粗糙等現象，腳跟處也可見到龜裂痕跡。尤其老人到了晚上睡覺蓋上棉被時，因溫度升高就無法控制搔癢，不自主不停地抓，一早起床常發現血跡斑斑的

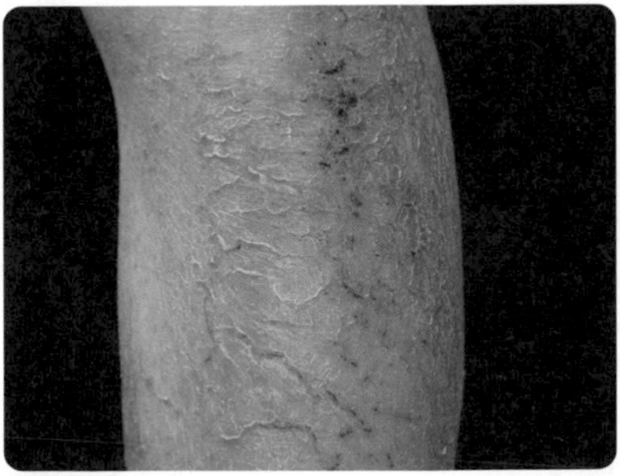

圖 2–1

80 歲男性因下肢出現乾燥搔癢脫屑病變，冬天習慣用很燙的熱水浸泡患部。這種皮膚病每到冬天都會復發，夏天就改善。

現象。

主要症狀可分為輕度、中度及重度，輕度為皮膚出現白色乾燥脫屑，並伴隨搔癢症狀及搔抓的痕跡；重度時皮膚會龜裂，甚至感染造成蜂窩性組織炎。

以四肢最常見，尤其以下肢的前脛區最明顯，軀幹及腹部兩側也是常見位置。

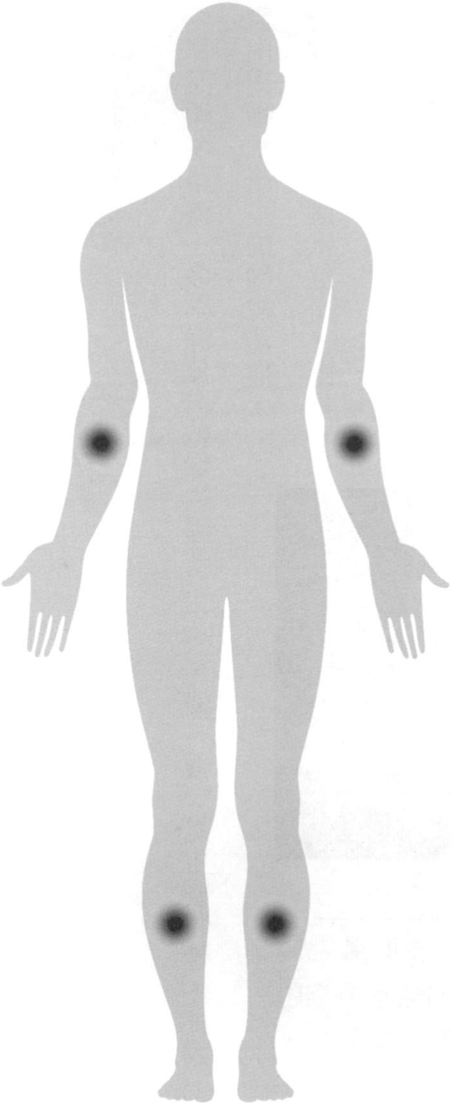

發作原因

冬天溫度下降時，使體內新陳代謝變慢，皮膚血管收縮使皮脂腺及汗腺的分泌也減少，導致皮膚角質層的含水量低於正常值（百分之十到二十）。因水分流失更快，且乾燥的角質層慢慢開始有缺損，導致水分及油脂又從這些缺口流失，惡性循環，一旦天氣轉換，或是溫差變化大時，皮膚就會開始出現搔癢的症狀，十分難耐。

治療方法

若症狀輕微，可以使用凡士林或是保溼乳液，一天數次即可。保溼乳液中，有兩種主要的成分，一種具有防止水分蒸發的功能，如馬油、凡士林、綿羊脂；另一種可以吸附水分，如甘油、荷荷芭油、羅望子玻尿酸、果酸及丙二醇。基本上，兩種並用效果最好。嚴重者，可以配合口服抗組織胺來止癢及塗抹弱效至中效的類固醇膏，或是塗抹含有尿素的軟膏。

預防方法

可以試著冰敷來減輕癢感，並以油性乳液，如凡士林或甘油乳液來加強皮膚保溼，多補充水分也很重要。屋內溫度與溼度不要太低；若要用暖氣，需維持房內溼度，約在50–60％為宜。避免尼龍或毛料纖維粗糙的衣物刺激，柔軟的絲質或棉質較佳。

醫師小叮嚀

1. 缺脂性皮膚炎是因為角質層水分減少所致，所以洗澡時不要洗太熱的水。清潔劑的選用上，也不宜使用含皂鹼及刺激性過高的清潔劑，但可以使用弱酸性的肥皂，較不刺激及乾燥。冬天洗澡次數則應視情況減少，可以兩到三天洗一次。
2. 夜晚寢具的使用以保持體溫處在適當的溫度為主，不要使用太厚的棉被，以避免體溫上升，皮膚搔癢。

老年性脂漏性皮膚炎

症狀說明

脂漏性皮膚炎指在皮脂腺分泌旺盛的皮膚部位出現發炎的現象，尤其老年人的脂漏若出現在臉部會更顯得「粗老」及沒精神，有時像是喝酒如紅臉關公。

臉部皮膚、眉毛及鼻翼兩側，尤其是T字部位，初期會出現紅疹，感到搔癢，並且會有脫屑的病灶；另外，中期頭皮則會出現頭皮屑增多的現象，或是有黃褐色的油膩頭皮屑掉落，末期嚴重時會在頭皮上出現紅色帶有厚皮的斑塊，時好時壞，容易一再復發。因頭皮屑非常油膩，容易阻塞毛孔引發頭皮毛囊發炎，造成一顆顆紅腫疼痛的疹子，

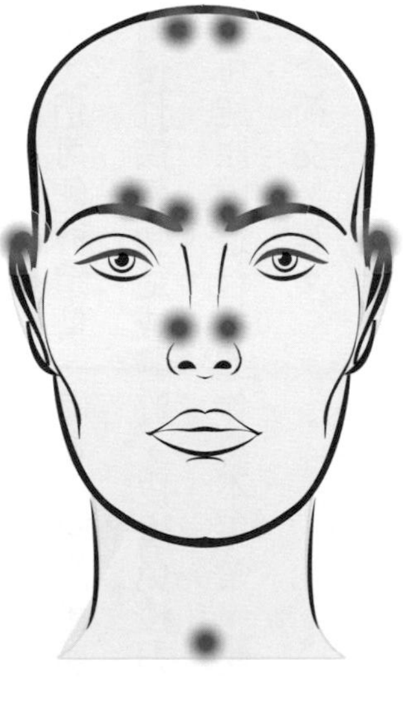

嚴重時會造成掉髮。

通常出現在皮脂腺分布旺盛的部位，如頭皮、眉毛及鼻翼兩側，耳朵、前胸及上背部也是好發之處。

發作原因

脂漏性皮膚炎發生的原因還不是很清楚，但可能與遺傳、體質或是細菌感染有關。老年人身體抵抗力較差，或有服用慢性病藥物造成體質、皮膚免疫力改變，皮膚皮屑芽孢菌就會過度增生。其他可能原因還包括如作息不正常、壓力大、飲酒、飲食不正常、嗜吃辛辣食物及季節交替等。

有些神經科的疾病，像是癲癇、顏面神經麻痺及巴金森氏症也會產生脂漏性皮膚炎。此外，一些藥物如胃藥及甲基多巴胺（治療巴金森氏症的藥）等也曾被報導跟脂漏性皮膚炎的發生有關。

治療方法

治療上以減緩症狀為主，如去除及軟化皮屑或厚痂皮、抑制細菌或黴菌滋生、控制續發性感染、減少紅斑和搔癢。皮膚的治療以外用類固醇為主，使用到搔癢的症狀緩解後，再和抗黴菌藥膏交互使用。

頭皮治療方面，可以使用含有焦油、硒、鋅及抗黴菌藥物等成分的洗髮精，用溫水沖洗，指腹按摩，避免用力抓洗以致二次傷害。如果頭皮出現毛囊炎，可以口服抗生素及藥水塗抹於頭皮上來緩解症狀。

預防方法

1. 須保持規律的日常生活，及保有充分的睡眠和休息，避免辛辣及刺激性的食物與酒精，三餐均衡，注意營養補充，如瘦肉、魚肉等，以維持良好的健康與免疫力。
2. 脂漏性皮膚炎在老年族群中很常見，通常可以在老人身上油脂分泌旺盛處發現紅疹及油狀皮屑。須留意臉部及軀幹紅疹與脫屑的出現，並時常清潔油脂分泌旺盛處，可使用含胺基酸的清潔用品，或是弱酸肥皂來洗臉，防止細菌或黴菌的增生繁殖。

3. 於季節變化時注意皮膚的保養與保溼，切莫太過用力抓出皮膚裂口，不僅有可能會誘發脂漏性皮膚炎，也會造成次發性的感染，不可不慎。

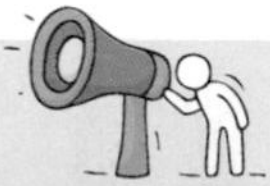

醫師小叮嚀

脂漏性皮膚炎會反覆發作很難斷根，冬天或是常待在低溼度的中央空調環境中，都有可能使脂漏性皮膚炎惡化，尤其老年人若是久病臥床或是使用呼吸器更容易發生。

季節改變造成溫度及溼度的變化，常會影響脂漏性皮膚炎的嚴重程度，所以恆溫及適當溼度都對老年人的病情是有幫助的。

老年性鬱血性皮膚炎

症狀說明

有下肢靜脈曲張的老年人容易發生，發炎的病灶會集中在下肢或是腳踝內側，初期呈現褐色斑塊，並伴隨搔癢的現象。中期斑塊的顏色會因為下肢鬱血的關係而逐漸變成黑褐色，皮膚也會變硬。長期下來，因為血液滯留使得皮膚狀況變差，末期嚴重時會導致皮膚糜爛及潰瘍疼痛，細菌感染也會隨之發生。也因為循環變差，皮膚的各項功能逐漸瓦解，使得一旦出現潰瘍傷口後，是否能順利癒合又是另一個問題。

如果同時合併有糖尿病足，則需要更為小心，一方面因為患

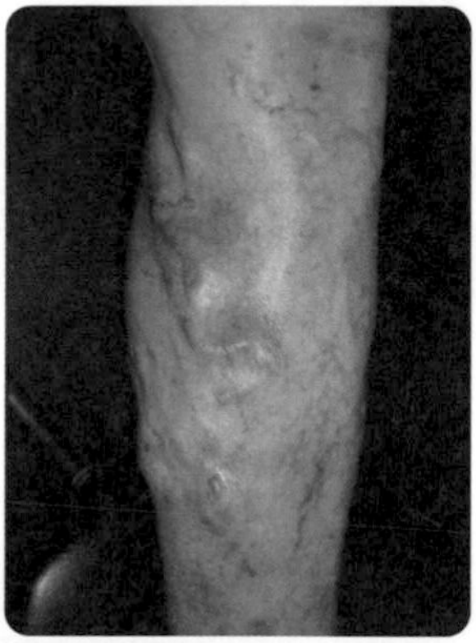

圖 2–2

72 歲男性下肢嚴重靜脈曲張並有搔癢腫脹現象。

者可能對潰瘍的病灶不自知，另一方面也會因為糖尿病的關係使得潰瘍更為嚴重，對感染的抵抗力也較差。鬱血性皮膚炎只是血液循環受阻後表現在皮膚上的症狀，其所產生的後續問題還需要各科各領域的合作。

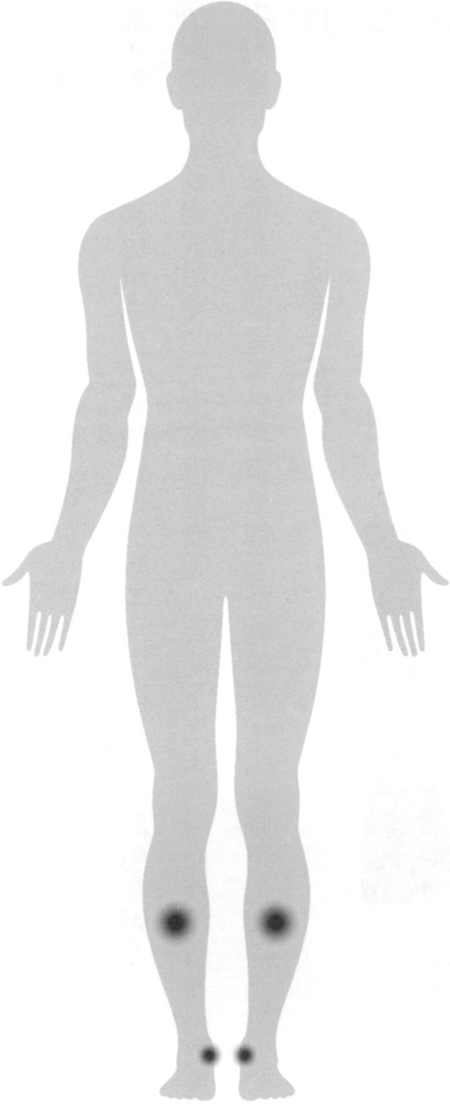

發作原因

鬱血性皮膚炎是老年人常見的皮膚疾病，與下肢靜脈血流鬱積有關，導致下肢或是腳踝內側出現變色的搔癢斑塊。坐輪椅的老人家多少都會出現這種病變，與血管靜脈系統的失常及老化有關，影響皮膚的健康。

鬱血性皮膚炎常見於中老年人與長期站立工作者，因為下肢靜脈瓣膜老化，或是久站的因素而導致下肢的血液鬱積，靜脈壓上升，靜脈的回流受阻，最終導致靜脈曲張，又叫浮腳筋。而靜脈曲張的產生，除了影響外觀之外，同時也因為血液循環不佳，導致曲張靜脈附近的皮膚處在氧氣交換不足的情況下，皮膚組織逐漸缺氧、壞死。血液中的血鐵素也因此沉積在皮膚中，使外觀呈現暗褐色。

若壞死組織的範圍變大、變深，會導致潰瘍，傷口因為氧氣不足而無法癒合；傷口周圍也呈現水腫及纖維化，使得傷口癒合更為困難。此時一旦合併感染，細菌很快就會突破皮膚的防線而進入血液循環中，導致蜂窩性組織炎甚至敗血症，後果將不堪設想。

治療方法

1 外科手術

以外科或是雷射等方式來處理曲張的靜脈，改善鬱積的下肢靜脈血流。

2 皮膚科治療

若沒有傷口，可以使用口服抗組織胺及局部塗抹中等強度的類固醇藥膏；若有潰瘍傷口，則需要使用優碘塗抹，合併口服或注射抗生素來降低感染的風險。

預防方法

睡覺時把下肢抬高，用枕頭把腳墊高，幫助血液回流至心臟，改善血液鬱積的問題。平時也不宜久站，建議老年女性可穿著彈性襪以預防靜脈曲張，平時也可以藉由練習平躺抬腳來促進下肢血液的回流。但是最重要的還是不能搔抓，以免傷口不容易癒合。

醫師小叮嚀

老年人體重不宜過重，盡量不要站太久，也不要洗太熱的水，尤其有糖尿病，甚至血糖控制不好的老年人若有下肢靜脈皮膚炎須及早治療，否則潰瘍一旦發作，將很難收拾。

老年性神經性皮膚炎

症狀說明

神經性皮膚炎又稱為單純苔蘚或慢性苔蘚化溼疹，好發於軀幹肚皮、四肢。皮膚表徵看似沒有什麼問題，

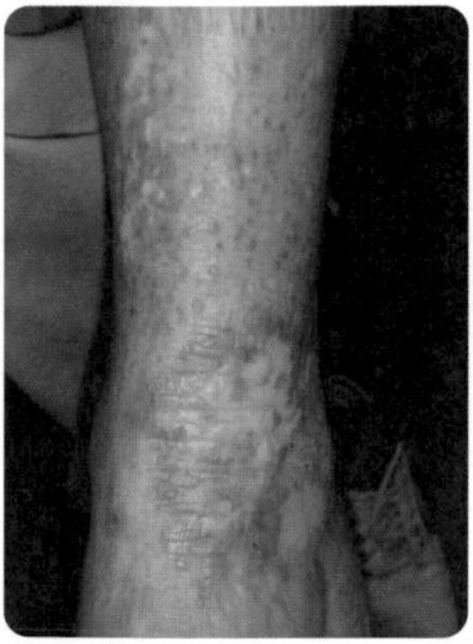

圖 2–3

69 歲女性下肢腳背搔癢，長期搔抓造成皮膚脫色及色素沉著。

但就是一直感覺很癢。追溯病人精神疾病史、個人性格特徵及情緒變化狀況，可以初步了解患者在「神經－免疫－皮膚」系統上的衝突，並且可以因此提供患者解決的方式，包括社會心理治療及藥物控制等。

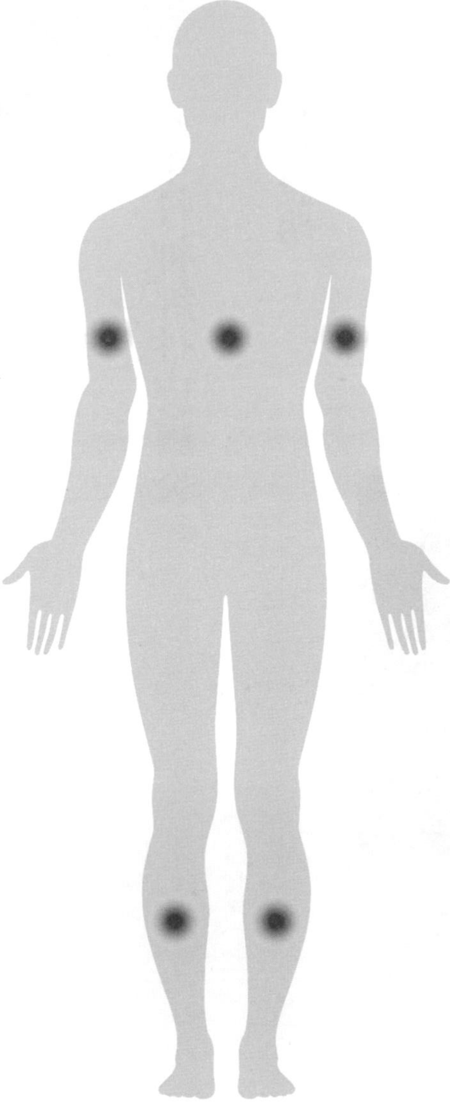

常見與此系統有關的皮膚疾病包括：圓形禿、白斑、表皮感覺症候群、心因性紫斑等。其中初期表皮感覺症候群會讓患者經歷異常的搔癢、燒灼、刺痛及蟲爬感，而中期皮膚粗糙同時局部膚色暗沉，這些感覺無法以現有的醫學診

斷來歸類；另外這類病人末期嚴重時通常會有焦慮及憂鬱症，會不時搔抓皮膚，造成嚴重的感染；甚至親人過世造成的心理創傷也會導致產生這種異常的感覺。

發作原因

有時老年人的皮膚搔癢包含心理和皮膚之間的交互作用，結合了兩種看似不會相互影響的領域，為內在與外在不斷互動之後的結果。大腦中樞神經的各種平衡狀態，直接及間接地影響了神經內分泌及免疫系統，進而影響了皮膚的健康狀況。此神經—免疫—皮膚系統彼此互相影響，在健康人的體內形成穩定的平衡。

然而，若是精神狀況出了問題，如在孩童時期缺少正面的人生經驗，會導致患者對自我的形象出現厭惡及自我破壞的傾向，在不斷搔抓自身的皮膚後形成癢疹，或是因為神經內分泌失調導致皮膚出現溼疹及乾癬，更加重自我形象的厭惡。有些研究指出，精神壓力會破壞上皮細胞的防衛機制，導致發炎性的皮膚疾病。因此，在治療這些患者皮膚的同時，需要一併治療病人的精神問題，才能遏止這種惡性循環。

治療方法

可口服短效或長效型抗組織胺來減輕癢感，治療的目的在減輕異常的皮膚感覺，改善睡眠及處理精神疾患，如焦慮、憂鬱及社交脫離等。非藥物治療的手段包含心理治療、催眠、生物回饋、行為治療、壓力的處理技巧等，來進一步加強患者面對自我心理病態時的正確反應。

預防方法

盡量避免局部刺激，少曬太陽。少喝咖啡及含酒精類的飲料；情緒要穩定，睡眠品質要好，若嚴重失眠，需按醫生指示給予安眠鎮靜藥物。

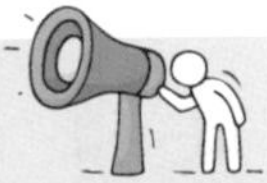

醫師小叮嚀

老年人在面對心理的變化可能會產生與年輕人不同的結果，如憂鬱症若發生在老年人身上，則可能不會有典型的臨床症狀，而是以生理上的不舒服來呈現，若是這種憂鬱無法被緩解，則會造成老年人的皮膚出現異常的感覺，或是出現癢疹、溼疹及乾癬，暗示其在神經－免疫－皮膚系統上出現了問題。所以對老年人的關懷也非常重要，要適時給予心理的安慰。

老年性皮膚類澱粉沉著症

症狀說明

常出現於四肢及背部，初期皮膚上出現大片的褐色斑塊，有搔癢感，而中期會越抓越癢，斑塊的顏色為灰褐色到黑褐色的色素沉澱，末期嚴重時摸起來有一顆一顆的突起感，那麼就有可能得到了皮膚類澱粉沉著症。皮膚類澱粉沉著症可以概略分為兩種：

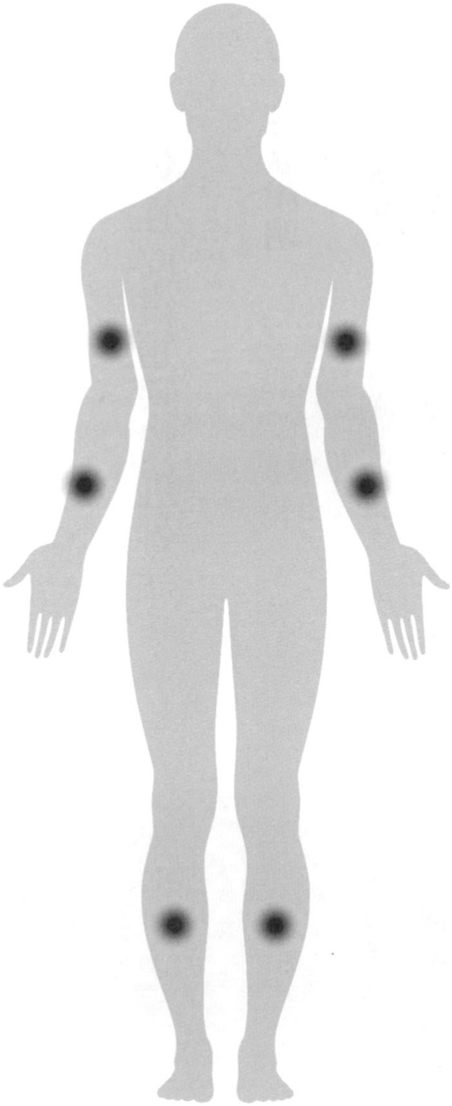

1 系統性類澱粉沉著症

可再區分為兩種：

- 原發性：與骨髓瘤和漿細胞病質有關，皮膚常有紫斑與瘀青在眼睛周圍。
- 續發性：與一些慢性疾病有關，主要影響肝、腎、脾等內臟器官，且沒有皮膚的表現。

2 局部性類澱粉沉著症

主要出現在小腿前側、上肢伸側與肩胛骨附近，也可以分為兩種：

・原發性：有斑狀、苔蘚樣及結節樣類澱粉沉著症三種。

・續發性：一些皮膚的腫瘤會造成局部性的類澱粉沉著。

發作原因

類澱粉沉著症好發於東方成年人，一般人可能以為與肝病、身體內毒素或是飲食、營養素缺乏有關，但其實目前對於皮膚類澱粉沉著症的成因還不是很明確，體質可能扮演了一個重要的角色，像是過度搔抓後造成局部表皮受損，或是真皮乳突突出形成角質樣變性物質沉著，都可能導致此病的產生。

其中的「類澱粉」和我們平常所聽到的「澱粉」沒有什麼關係，主要是因為人體內有一種名為「類澱粉體」的蛋白質，沉著在皮膚真皮層所致。為何人體內會有這種類澱粉？有些學者認為是表皮細胞壞死後，掉到真皮層，細胞的碎片再慢慢崩解而成；另一種說法指向皮膚基底層細胞死亡後，所分泌出來的蛋白質。無論是哪一種原因，都與細胞的死亡脫不了關係。長期的搔抓可能是導致皮膚表層細胞死亡的原因之一，也是一種發炎後色素沉著的現象，最終以類澱粉沉著來表現。

老年人的皮膚面臨很多老化的生理過程，最常見的皮膚乾燥就有可能會導致強烈的搔癢感，如果長時間搔抓不止，就有可能因為局部皮膚細胞的壞死而形成類澱粉的沉著。

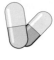

治療方法

強效類固醇藥膏加上水楊酸藥膏一天塗抹數次，搭配維生素A酸塗抹，可以減輕症狀。若是皮膚上有很多明顯的結節，則可以考慮使用電動磨皮機或二氧化碳雷射飛梭磨皮使表皮光滑。

預防方法

因為類澱粉沉著症的病因還不是很清楚，而且會有美觀的問題，所以目前只能注意不要過度搔抓皮膚，造成細胞壞死。老人家的皮膚較容易因為乾燥或是皮膚溼疹導致搔癢，可以冰敷或輕微拍打減少癢感。若感染疥瘡也會引起嚴重的搔癢感，使得老人家不斷地去搔抓，因此針對乾燥的皮膚，或是缺脂性皮膚炎等發癢病灶，須做好保溼及類固醇的塗抹。保溼可使用含凡士林、尿素或甘油及乳木果油等成分，較能補充油脂。且不可洗太熱的水，約40度左右即可。切記不要認為搔癢只是很輕微的症狀就延誤就醫，詢問專業醫師的意見，遵循治療及保養，才是預防的不二法門。

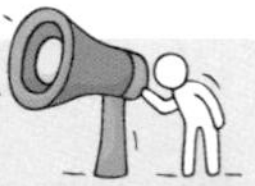

醫師小叮嚀

避免使用「不求人」搔背，或洗澡時用浴棉、絲瓜囊等粗糙工具搓洗皮膚，以免皮膚長期磨擦造成色素及類澱粉沉著，並避免搔抓破皮，而變成蜂窩性組織炎。

老年性結節性癢疹

症狀說明

結節性癢疹又稱為「疣狀頑固性蕁麻疹」，為一種常出現在老年人的皮膚溼疹。雖然別稱中提到疣狀這個形容詞來描述它的外觀，但是結節性癢疹初期的皮膚表現卻是以多處的淡紅色丘疹來呈現，再慢慢轉變為褐色、隆起的結節樣病變。常發生在患者的四肢，尤其以小腿伸側較為多見，也可能發生在背部。

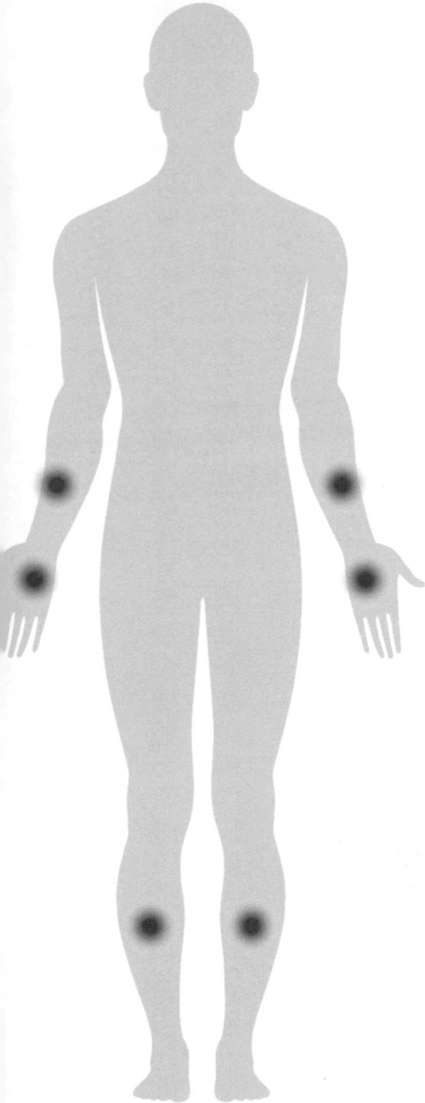

初期這些淡紅色丘疹因為會引發劇烈、無法忍受的癢感，使得患者不停搔抓，越抓越癢，然後導致皮膚糜爛及出現傷口。如果無法克制搔抓，惡性循環下，末期嚴重時，就會造成皮膚表面逐漸出現瘡痂，最後形成數個豌豆到指甲大小的疣狀堅實結節及表面角化粗糙等現象。也因為傷口不斷經過癒合、抓傷、再度癒合的過程，結節周圍會出現血痂、色素沉澱及苔蘚樣病變。

結節性癢疹的病程會持續數月到數年之久，不容易恢復，雖然各年齡層都有可能發生，但是以老年人較為常見，其中又以女性居多。

發作原因

目前對結節性癢疹的發生原因還不是非常了解，應與體內體外的接觸過敏所造成的病態反應有關，如蟲咬、食物、藥物及日曬等，也有人認為與內分泌發生改變有關。當然，其他如肝腎功能異常、感染、自體免疫疾病、癌症及精神疾患等因素，也直接或間接導致了癢疹的形成。

治療方法

現行的治療方式都是以消除致病因素及減緩症狀為主。對於發癢的皮疹，有內服的抗組織胺及類固醇藥膏可以使用，嚴重時可以透過精神科的藥物來穩定情緒。針對破皮的傷口進行抗菌藥膏的塗抹及紗布包紮，可以同時保護傷口及幫助傷口的癒合。對於嚴重者，可在結節內直接注射類固醇，但是要注意可能有皮膚萎縮或是細菌感染的風險。

其他的治療方式還包括液態氮冷凍療法，用來凍結發癢的結節部位，使結節在糜爛後變得較為扁平。此外，紫外線的照射也被拿來當做是輔助的治療，改善發癢的結節癢疹。

預防方法

1 避免接觸過敏性物質

很多人在接觸過敏原後，皮膚開始產生溼疹樣的病變，在皮膚免疫的過度反應下產生皮膚異常，因此若知道自己對何種物質過敏，平時就應避免暴露在這些物質或是環境之中，並注意減少被蚊蟲叮咬。若不幸產生了皮膚的過敏反應也不要慌張，記得儘速就醫，以免癢疹慢性化。

2 避免傷口搔抓

皮膚傷口在不斷破壞下會導致病變加劇，使得上皮細胞角化增生而產生結節。搔抓後產生的傷口也會造成局部擴大的發炎反應，使得表皮細胞產生肥厚及神經增生。所以一旦有無法控制的搔癢，就一定要擦藥止癢。

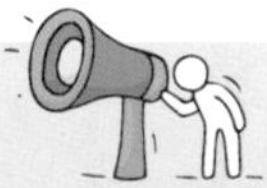

醫師小叮嚀

因內在、環境及其他致病因素而導致身上出現多處的紅色丘疹，這些丘疹雖然不會痛，但是會引起搔癢，使得患者無法克制地搔抓，因而造成表皮在不斷被破壞後，產生發炎及結節等後續變化。所以，一旦發生了這種惱人的皮膚溼疹，應該要適時的向醫師求助，以遏止這個發炎過程惡性循環下去。

老年性紫斑色素型溼疹

症狀說明

紫斑色素型溼疹為一群類似皮膚病的總稱，包括：進行性紫斑色素型溼疹、毛細血管擴張型環狀紫斑及色素型紫斑苔蘚樣溼疹。這三者臨床形態類似，彼此密切相關。

色素型溼疹的初期會在皮膚發現群集辣椒色的針狀斑點，為微血管出血及血鐵質沉積所造成的特徵，中期隨著時間的進展，病灶中心會開始變成棕褐色，而末期新生的辣椒樣斑點則會散在中心或是其邊緣。雖然大多無自覺症狀，在外觀明顯時才會被患者發現，但

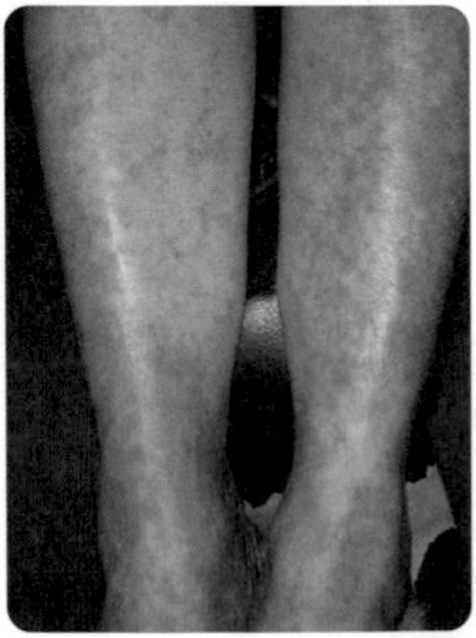

圖 2–4

68 歲女性長期久站，下肢出現紅紫色斑，不痛不癢。

有時候會伴隨著輕度搔癢，主要多發生在四肢及下肢小腿伸側。

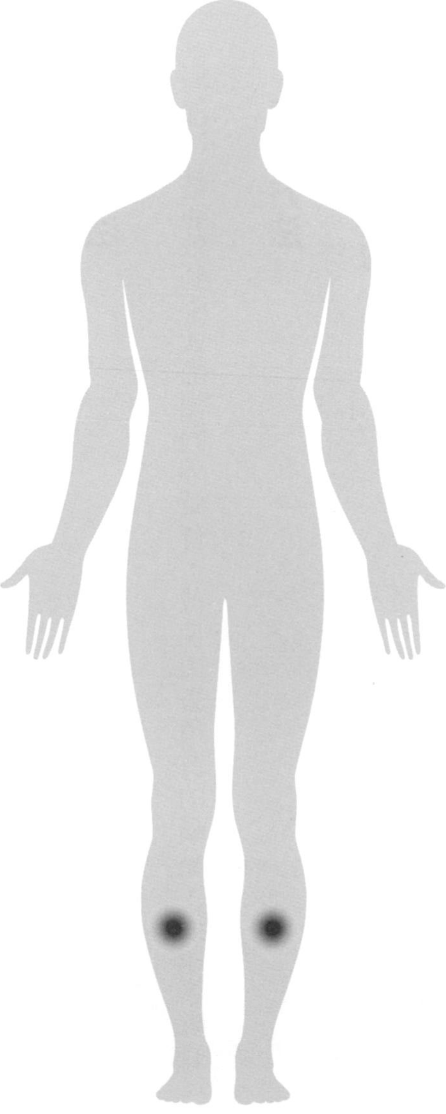

若是毛細血管擴張型環狀紫斑，則會發現有明顯的毛細血管擴張；而色素型紫斑苔蘚樣溼疹則較為特殊，會出現鐵鏽色苔蘚樣的細小丘疹，最後融合成邊界不清的斑塊，同時可能會發現有鱗屑及搔癢感，病程持續數月到數年之久。其中除了毛細血管擴張型環狀紫斑較好發於女性外，另外兩種類型的紫斑色素型溼疹則好發於男性。

發作原因

確切的致病原因尚未明瞭，可能跟淋巴細胞免疫導致的血管破壞，造成紅血球從微血管中滲出有關。其他可能的因素包括下肢血液循環不良、久站、壓力、創傷，及使用一些藥物如普拿疼、抗生素、利尿劑、非類固醇抗發炎藥物等。

治療方法

局部塗抹弱效到中效的類固醇藥膏，或使用去角質的藥品，如尿素乳膏。

預防方法

1 遠離致病藥物

已知某些藥物可能會導致色素型紫斑，如消炎止痛藥。如果沒有改變藥物，繼續服用，恐怕會造成紫斑範圍擴大。

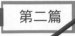

如果是藥物引起的，通常停藥後紫斑及色素沉澱的狀況也會迅速緩解。

2 注意飲食

微血管在破裂後會在血管腔形成缺口，紅血球及血漿會經由孔洞而滲出、沉積，導致外觀上所見的針狀紅斑。這些孔洞要及時經過組織修復的過程，才不會讓紫斑範圍越來越大，所以，多攝取富含維生素C的蔬菜水果，如芭樂、番茄、柑橘類，增加體內細胞製造膠原蛋白的活性，才能延緩或減輕病況。

3 避免久站或久坐

不要站太久或走太久，有時坐著可把腳抬高，避免下肢壓力過大、循環變差。

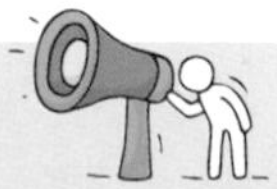

醫師小叮嚀

老年人皮膚微血管及皮膚脆弱，生理機能退化，任何藥物或是免疫系統障礙都可能會破壞皮膚的組織結構，引發病變，加上有時會產生發癢症狀，若不經意地去搔抓，就有可能造成二次細菌感染或是苔蘚樣病變。

治療上，因為須塗抹類固醇，長期下來也會讓老人家的皮膚更薄、更脆弱，微血管自發性的破裂，導致老年性紫斑和紫斑色素型溼疹混合的現象。因此，要更加注意皮膚的保養，並維持均衡的飲食及生活作息，才是皮膚健康的不二法門。

老年女性會陰搔癢症（私密處）

症狀說明

女性的會陰有著多重的生理解剖功能，舉凡排泄、生產與性交都仰賴會陰部的生殖排泄出口；每一項功能在女性的日常生活中均扮演重要的角色。會陰皮膚也與身體其他部位不同，前者會受到汗液、陰道分泌物、尿液及糞便的影響。也因為會陰與日常生活息息相關，一旦有一點點不適，如疼痛與搔癢，就會使得女性眉頭深鎖。

會陰皮膚的疾病通常以搔癢或疼痛來表現，可能隱藏著完全不同的疾病與病理變化，從細菌感染到惡性腫瘤都有可能，不容忽視。依據導致會陰搔癢不同的原因，臨床的表現也不同。初期如黴菌或是陰道滴蟲的感染，所引起的症狀以搔癢為主，同時還會伴隨紅腫與異味分泌物；中期若是因為接觸性皮膚炎而導致的會陰搔癢，則會出現紅疹或是脫屑的外觀；末期嚴重時，外陰癌則會出現皮膚糜爛潰瘍，同時伴隨疼痛與出血。多發生在外陰部、肛門周圍、鼠蹊部等地方。

發作原因

引起會陰搔癢的疾病眾多，從較輕微的皮膚接觸性過敏或良性病變，到嚴重的惡性疾病都有可能。微生物的感染細菌、黴菌與寄生蟲、過敏（如使用護墊、內褲、爽身粉）、皮膚過於乾燥或潮溼、免疫疾病、會陰癌等，都會造成女性外陰部不同程度的搔癢感。

老年女性會陰搔癢的原因較為複雜，除了停經皮膚萎縮老化外，有時候不是單純皮膚溼疹或磨擦疹而已，有可能同時合併表淺黴菌念珠菌的感染與外陰癌等。一些疾病如糖尿病、肝腎衰竭、免疫缺陷等，也是造成會陰搔癢的直接或間接原因，加上一些老人家患有慢性感染症而長期服用抗生素，也會增加搔癢的機會。

治療方法

會陰搔癢首重尋求專業醫師來找出搔癢的原因。老年女性若是被檢查出來有會陰癌的可能，就必須配合醫師的處方，耐心地接受治療；如果會陰部細菌或黴菌培養出來是陽性的，表示可能是因為這些病原感染導致會陰部的搔癢。

培養出來是陽性的也不代表真的被感染，有可能只是因為老人家清潔不佳的關係而產生大量的菌落，針對這些病原投以抗生素或是抗黴菌藥物治療，對於免疫力較差的老年人來說或許可以藉此減輕搔癢的症狀。對於皮膚炎所產生的紅疹，可以塗抹中強效的類固醇藥膏來抑制發炎，或是服用抗組織胺，來達到緩解的目的。

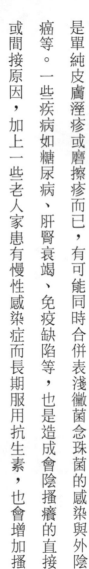

預防方法

不要用強力清潔劑過度清洗會陰皮膚，因為太強的清潔劑會將皮膚上的油脂洗去，使皮膚過度乾燥而失去正常的功能。清潔時以無香精之清潔劑輕輕塗抹於皮膚，並小心搓揉，洗淨後再塗上保溼的油劑，避免乾燥。平時不要對會陰皮膚過度搔抓、過度搓揉或是用熱水刺激來減少搔癢感，這些反而會讓搔癢日益嚴重。

醫師小叮嚀

有過敏體質的老年人應避免使用非棉製品的尿墊，也不要穿戴散熱差的褲襪，以免會陰部因環境溼熱而引發溼疹或是病菌滋生。

女性的會陰需要好好保養，老人家亦是，如果能平時做好保護，維持健康的生活作息，就可以避免會陰皮膚的病變。

老年男性陰囊搔癢症（私密處）

症狀說明

常發生於中老年的男性陰囊處及周圍，發作時搔癢無比，讓人坐立難安，不抓很難受，但是抓了又怕不雅觀，使得不少患者羞於啟齒，往往拖到最後才向醫師求助。

不管是哪一種原因造成陰囊皮膚搔癢，初期都會有脫屑、紅腫的現象，中期則會因為皮膚發癢與刺激而不斷去抓，長期下來，皮膚表層角質被搔抓破壞，皮膚失去了正常的功能，甚至導致二次細菌感染。

發作原因

老年男性陰囊搔癢的原因很多，如皮膚老化敏感及皺褶多，接觸性皮膚炎、陰囊溼疹、陰蝨、疥瘡等都會造成陰囊搔癢。

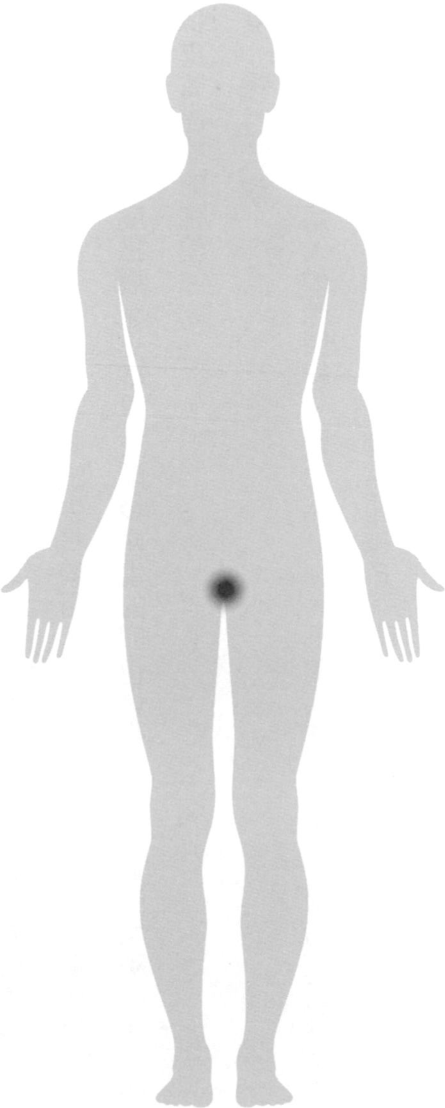

1 接觸性皮膚炎

物理性的接觸，如尿布或是緊身衣物、內褲，都有可能因為過敏而產生接觸性皮膚炎。

2 陰囊溼疹

陰囊溼疹或稱「繡球風」，與體質有關，好發於中老年以上的男性，病因不明，潮溼悶熱的環境會使溼疹的情形加重。

3 陰蝨

陰蝨臺語又稱「八爪」，為除了體蝨和頭蝨之外，第三個愛寄生於人體的蝨目。其中只有陰蝨為原發性接觸傳染，主要透過親密行為而傳染。陰蝨最喜愛的地方是陰部，因為陰部的毛髮距離剛好很適合牠們在其中棲息、繁殖與交配。牠們在抓住身體周圍的毛髮後，用其口器伸入宿主的皮膚吸血進食。

4 疥瘡

長期臥床的老人家時常受疥瘡感染之苦而不斷發癢，引起疥瘡的疥蟲喜愛在身體皺摺處如腋下及胯下挖隧道生長繁衍，若在男性陰囊處的皮膚爬行，會導致陰囊的極度搔癢感，疥蟲交配後產生的卵也會引起局部過敏反應，產生類似皮膚溼疹的樣貌。

5 慢性疾病

一些慢性病，如糖尿病、腎功能衰竭、肝膽疾病等，也容易造成男性陰囊搔癢，所以慢性病的控制也是非常重要的。

治療方法

出現搔癢必須要找出造成搔癢的原因，尋求專業醫師的意見，對症下藥。針對症狀的緩解，可以口服或針劑使用抗組織胺，加上止癢乳膏的使用，藉由抑制搔癢感而避免患者持續搔抓。

預防方法

洗澡時不可沖太熱的水，約38度以內；要保持會陰部的清潔與乾爽，有的老人家喜歡用肥皂清潔，則要選用弱酸性的清潔劑，較不刺激。避免胯下溼熱，也不要穿著太緊的內褲，幫助陰囊鬆弛散熱。

醫師小叮嚀

老人家須注意自身的清潔，不要一直去抓，才不會導致破皮流血與細菌感染。如持續性的陰囊搔癢，也需要注意是否有皮膚病變的問題。

老年性肛門搔癢症

症狀說明

男性與女性發生比例約為4：1。特徵是肛門周圍會有不等程度的搔癢、灼熱、疼痛甚至有黏液分泌，有的是一陣一陣的，有的可以持續數天到數月之久，如果歷久不癒，則會形成肛門搔癢症。

這是一種常見的局部性神經機能障礙性皮膚病，會讓病人癢到坐立難安。因為多數病人羞於啟齒，冀望肛門口的搔癢自己會好而拖延治療，但是往往於事無補，反而使情況越來越嚴重。

肛門搔癢剛開始症狀較輕微，皮膚外觀無明顯變化，但是患者卻不斷感到陣發性的搔癢感；到了中期，搔癢感越來越強烈，搔抓也越來越頻繁。在不斷搔抓後，肛門周圍的皮膚開始出現增生肥厚，肛門口皮膚皺摺變深，且在局部可以發現抓痕、結痂、糞垢；末期嚴重者可以發現膿包及異味的分泌物。仔細檢查後，不難發現有肛門瘻管、痔瘡、腫瘤，或是實驗室檢查發現有肝腎異常及糖尿病。

發作原因

肛門周圍的搔癢症多與肛門或是直腸疾病有關。大部分是因為肛門周圍的皮膚有損傷或過度的清洗，少數合併其他病因，如肥胖肛門磨擦、過敏、溼疹、多汗症、陰道分泌物、股癬、感染性疾病（如寄生蟲蟯蟲、疥癬等）、肛門疾病（如痔瘡、肛門瘻管甚至皮膚病變等）。肛門口因為局部發炎充血，皮膚溫度升高，加上會陰部不易散熱，使得局部的皮膚悶熱潮溼，汗液分泌增加，久而久之，皮膚出現溼疹樣變化，導致發癢。

平常愛吃辣、衛生習慣不良、穿著不合適的衣物也會誘發肛門搔癢。某些內褲的材質較為厚實且粗糙，使會陰部汗液不易散發及經由與皮膚長期磨擦，導致肛門周圍搔癢。

治療方法

主要針對續發性的病因作個別的治療，結合抗生素或是抗黴菌藥物來防止伺機性感染。此外，抗組織胺及外用類固醇也可以提供雙管齊下的輔助治療。對於僅有局部搔癢，但是肛門皮膚正常的患者，同時使用冷敷，早晚一次，也可以改善搔癢的症狀。冷敷後以毛巾擦乾皮膚，並保持乾燥。

預防方法

1 飲食

多攝取蔬菜水果等富含纖維質的食物，如香蕉、木瓜、地瓜、燕麥、高麗菜等，以及增加水分的補充，刺激排便。一般來說，最理想的排便次數為一天至少一次，太多太少都不好。

2 清洗

不要使用鹼性肥皂清洗肛門口，因為會刺激皮膚。每次排便後皆須小心清洗，並保持局部的溫和乾爽，現在有馬桶有沖水清洗的功能，如果沒有這種設備，也可以使用浴室的蓮蓬頭清洗，注意不要使用太熱的水沖洗。

3 不要久坐並盡量避免去抓搔癢，抓癢只會加重病症。

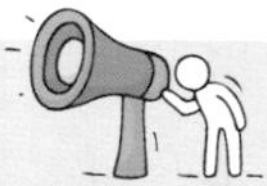

醫師小叮嚀

不少肛門搔癢的老年患者不好意思看醫生，自行採取不適當的自我療法，如以熱水燙洗或用刺激性的清潔劑清洗搔癢處。這些做法雖然能短暫緩解搔癢感，但卻不是根治之道，而且長久下來還會越來越嚴重。

比較正確的做法是，平時注重肛門周圍的衛生，不要久坐，少吃辛辣或是刺激性的食物，選擇寬鬆合適的內褲，避免影響肛門部的散熱而使搔癢更為嚴重。如果症狀嚴重一定要找皮膚科或大腸直腸科專科醫師治療，千萬不要癢了就抓，導致肛門周圍皮膚反覆受損而引發更嚴重的併發症。

染髮過敏性皮膚炎

症狀說明

銀髮族白髮蒼蒼，與和藹的臉龐相互輝映，拼出老年人的慈祥，然而不少銀髮族把銀白的頭髮染成烏黑，意圖恢復年輕時的樣貌。不少人因為一次的嘗試，導致皮膚過敏發炎，非但沒有「逆齡」成功，反而因為頭皮發炎而造成掉髮，得不償失。

頭皮是毛囊最多的地方，也是最密集的部位，因此染髮劑的成分很容易透過毛囊吸收而進入體內，產生各種危害。其中最常見的就是過敏反應，例如初期在使用染髮劑之後出現紅斑、搔癢、水泡，末期嚴重時，會出現皮膚潰爛及過敏性皮膚炎等症狀。

發作原因

染髮劑可分為暫時性染髮劑與永久性染髮劑。暫時性染髮劑添加的色劑以碳黑或顏料為主，效果較不持久，安全性高，可以輕易被洗髮精洗去。永久性染髮劑主要成分為含有氨，以苯甲醇為溶劑做調配，染髮的效果較持久，可以分為氧化性、植物性與金屬性染髮劑。最常使用的氧化性染髮劑，早在十九世紀後期就被發明出來，利用「氧化－結合－呈色」的方式將頭髮染上各式的染料。

氧化性染髮劑的成分中，主要是含有對苯二胺(PPD)的衍生物成分會被廣泛添加，使頭髮容易上色，然而這種化學成分已經被證實會造成皮膚過敏，長期使用也有致癌的風險，且顏色越鮮豔的染髮劑，對苯二胺的含量可能越多。

預防方法

1 染髮前先測試

新買的染髮劑最好先在耳朵後方塗抹少許，靜待30分鐘之後，確定沒有刺癢、紅腫等過敏性皮膚炎的症狀出現，才開始染髮。使用時盡量不要沾染頭皮，更不要用力搓揉。燙髮後切記不要立刻染髮。

2 注意自己是否為掉髮好發族群

頭皮有傷口、過敏性疾病、蕁麻疹、哮喘、血液疾病患者使用前要更加注意，最好先咨詢專業的醫師。

3 謹慎購買染髮產品

選購染髮產品時，最好看清楚是否有衛福部含藥化妝品核准字號，使用時也應該遵照說明書上的注意事項。

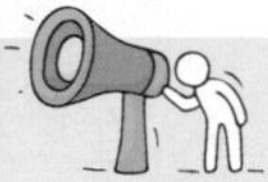

醫師小叮嚀

老年人頭皮生理功能退化，毛囊開始萎縮，隨著毛髮的生長週期結束，如果沒有其他刺激，頭皮將不再長出新的毛髮。此時如果又接觸到劣質的染料，不但造成頭皮過敏及毛囊發炎，還會使得落髮的面積擴大。有時候，不好的染料還會累積在體內，造成器官的傷害，因此老年人對於染髮這件事，最好少染才是根本之道。

二、擾人又癢又刺的表淺性黴菌感染

會引起人類皮膚疾病的真菌，除了酵母菌狀的白色念珠菌外，還包括皮癬菌，它們會引起局限在皮膚、毛髮、指甲及黏膜的表淺性黴菌感染，並會造成臨床上常聽到的「癬」。

與白色念珠菌不同，皮癬菌有菌絲的特徵，顯微鏡下可以觀察到分枝的網狀結構，而且生長範圍局限在皮膚的角質層，及相對應的毛髮和指甲等，藉由延遲性過敏反應或是代謝反應引起發炎，因此會造成體癬、頭癬及甲癬等皮膚症狀。

皮癬菌的感染通常是透過接觸到帶有真菌絲的角質皮屑所引起，如手上出現手癬，是因為在剪腳指甲時接觸到自身的甲癬。常見的皮癬菌有三種：小芽孢芽菌屬、髮癬菌屬及表皮癬菌屬，各自有不同的感染範圍及好發部位，引起臨床上常見的體癬、股癬、手癬、足癬及甲癬。

臨床表現

不同的身體部位感染到皮癬菌，會有不同的皮膚表徵：

1 體癬

特徵為會在軀幹與四肢出現單一或多個斑塊，病灶邊緣出現鱗屑與紅斑，並且會慢慢擴大，留下紅色的外觀。

2 股癬

較常發生於男性，特別是同時患有足癬的運動員；脫屑病灶會擴散至大腿上部，有時會出現膿包或是水泡。

3 手癬

典型的症狀為手掌側邊出現粉末狀鱗屑，且可能合併足癬。

4 足癬

俗稱香港腳，常見於年輕男性，因為不透氣的鞋襪、混雜的洗濯衣物及潮溼的環境造成，表徵為位於第四、第五趾的趾間會出現劇癢而潮溼柔軟的病灶，也會出現水泡等皮膚表現。

5 甲癬

腳趾甲，特別是大腳趾，受侵犯的機會比指甲多；通常會從遠端趾甲邊緣開始侵犯，然後慢慢往近端蔓延，最後整片趾甲都受到影響。受到黴菌侵犯的趾甲開始變厚、變碎，顏色也會有白色、灰黃、黑色等的變化。

治療方法

輕微的真菌感染對於外用藥物反應不錯，但是若是範圍較廣的侵犯，或是頭髮與趾甲的感染，則需要使用口服藥物來治療。

預防方法

身體保持乾爽清潔，不要用手到處亂抓，避免穿戴不透氣鞋襪或是接觸潮溼多汗的環境，夏天沾滿汗液的衣物也不應該和他人的衣物混在一起清洗，以防止乾淨的衣服沾染到滋生的黴菌而感染到皮膚。平常應注意老年人的身體清潔，尤其是因病臥床的老人家，其被褥都應定期清洗及烘乾，避免潮溼的環境讓黴菌滋生。

此外，老人家的免疫力較差，因此很容易一不小心就感染到黴菌，如果合併有糖尿病的話，感染往往更為嚴重，所以一定要把血糖控制穩定才行。除了環境及身體的清潔外，平常應該留意均衡的飲食及疾病的治療，才能對付難纏的表淺性黴菌感染。

臉癬

症狀說明

在臉上會形成明顯或隱約一圈擴散性紅色的丘疹與膿包，病灶邊緣會

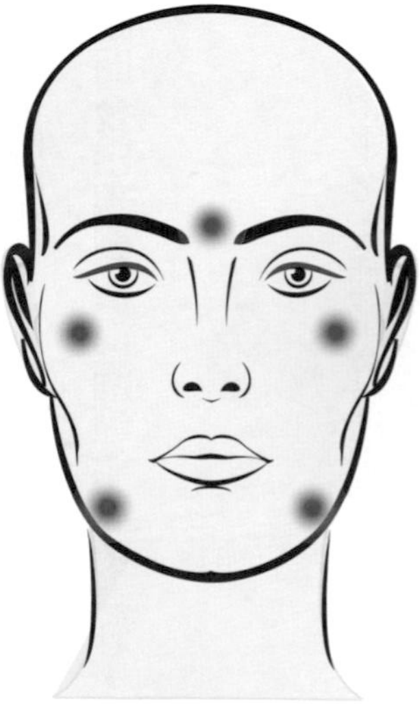

有平坦的隆起，會癢甚至脫屑，有時會伴隨一些色素沉澱。以臉部為主，額頭及耳朵也有可能發生。

發作原因

臉癬是一種臉部的皮癬菌感染，也會經由臉的搔抓而將身上其他部位的黴菌帶到臉部，引起臉癬，最常見的就是有香港腳或股癬因搔抓再抓到臉部。有些人家中有養小動物，像貓、狗、兔子等，一旦這些小動物身上有黴菌存在，老人家在親密接觸後也有可能出現臉癬，如果本身有糖尿病或肝腎疾病的人，感染程度及範圍可能更嚴重。

治療方法

以塗抹抗黴菌藥物為主，約兩到三週後就可以看到效果。針對比較嚴重的病人，可以考慮口服抗黴菌藥物，但是要定時回門診監測血液中的肝腎指數，以免影響肝腎功能而不自知。

不少病人看到臉上出現丘疹，就以為是溼疹，自行到西藥房買藥擦，其中也不外乎包含一些類固醇的成分在裡面，導致擦了之後沒有痊癒，反而越來越糟。由於類固醇具有抗發炎的效果，所以塗抹之後會發現病灶比較不紅，癢的感覺也較輕，讓許多人因此有信心繼續擦下去。

然而，病灶並沒有因此消失，反而會越來越大，因為類固醇抑制了皮膚的免疫反應，導致皮癬菌肆無忌憚地生長，一旦停藥，原本受壓抑的發炎將會反彈，引起更劇烈的紅腫與搔癢。所以千萬不要自行買藥解決，還是親自去一趟醫院諮詢皮膚專科醫師的意見比較安全實際。

預防方法

臉部要保持乾淨清潔，老年人盡量不要飼養來路不明的貓、狗、兔子，這些動物身上所攜帶的病菌眾多，老人家因為免疫力差，一旦病菌上身，後果將不堪設想。而老人很多都有香港腳或灰指甲，也應盡量避免用手去摳腳，隨時把手洗乾淨，才不會透過手來感染臉部。

醫師小叮嚀

身上其他部位若有癬千萬不要去搔抓，或是搔抓之後觸摸到臉，以免自體感染。發現臉上有疑似「痘痘」的病灶，不要自行抹藥，以免越來越糟。若有糖尿病的老年人一定要把血糖控制穩定才好。

體癬

症狀說明

老年人身上最容易大面積的感染，尤其夏天流汗未擦乾，體癬恐上身，造成惱人的紅斑及脫屑，常出現在前胸、後背、腋下及腹部等地方。

體癬是一種皮膚的黴菌感染，好發於溫暖和炎熱潮溼的地區，特別是肥胖的老年人身上，免疫功能不全及糖尿病患者也是好發族群。

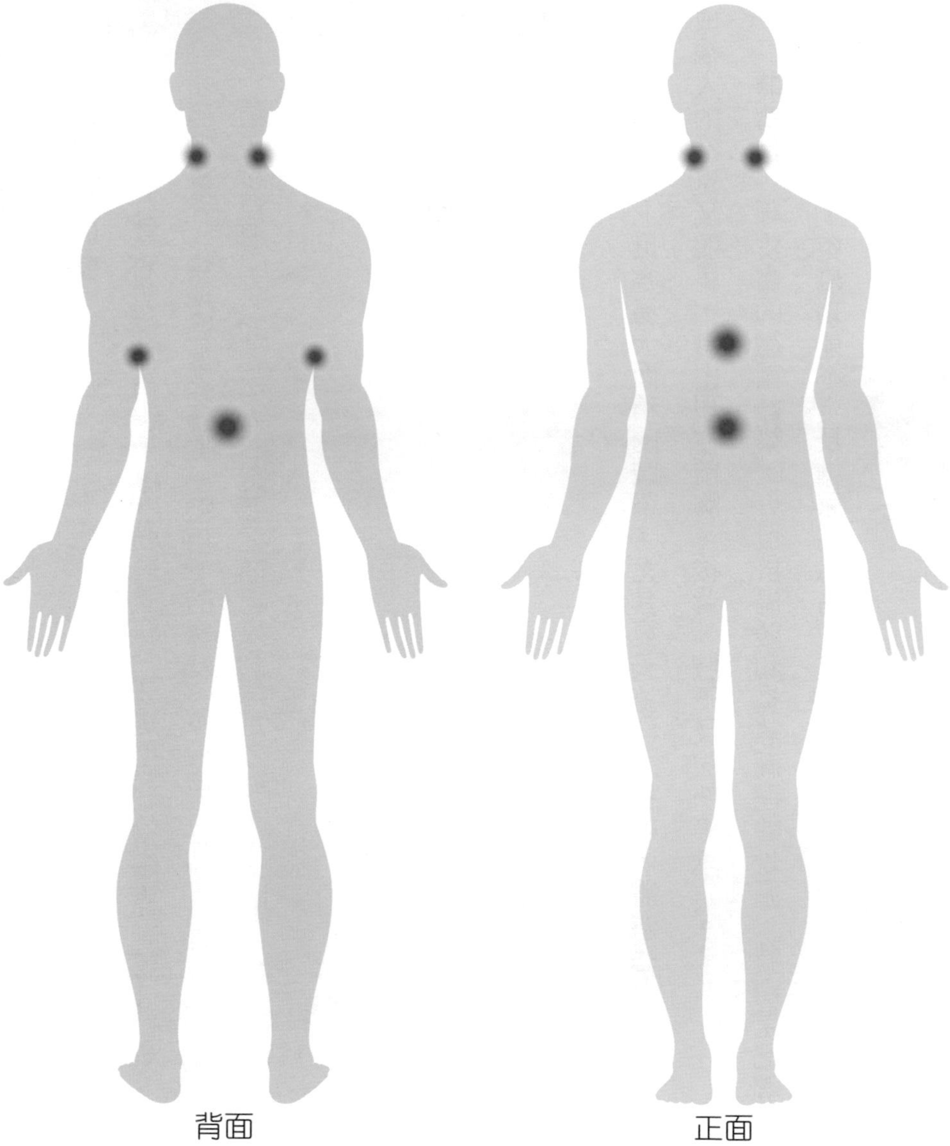
背面
正面

體癬感染後造成皮膚發炎，而在初期身體表面會長出多個大小不一的紅色丘疹或水泡，由中心逐漸向周圍擴展蔓延，界線清楚。

中期病灶中央的發炎狀況有趨緩的現象，趨緩後伴隨脫屑或是色素沉澱；然而末期紅斑的環形邊緣發炎較顯著，周圍會出現小丘疹，水泡結痂或是鱗屑附著，形成同心圓的樣子，故又有「金錢癬」或「圓癬」之稱。

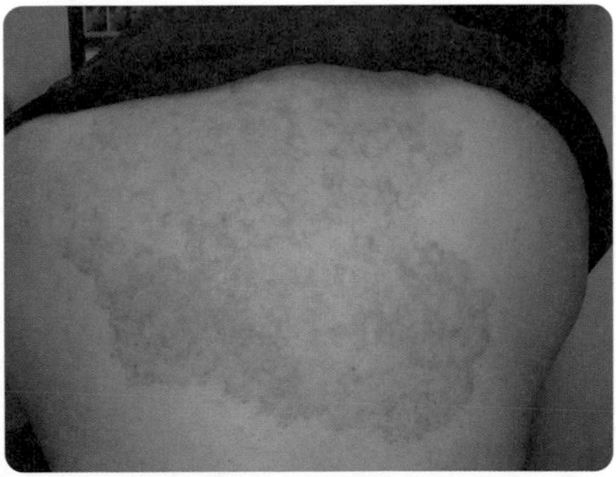

圖 2–5

66 歲女性有糖尿病，背部搔癢搔抓後長出大片界線明顯的紅色隆起會癢斑塊，而且面積越來越大。

發作原因

造成體癬的原因為皮癬菌感染皮膚角質層，感染途徑為直接或間接接觸傳染，主要是直接接觸患者、患者的寵物，或是間接接觸到被患者汙染的衣物；老年人最主要是經由自己身上的手癬、足癬或是甲癬引起的「自體感染」居多。

治療方法

以局部外用藥物為主，每天塗抹兩次，直到症狀改善、皮膚外觀完全正常之後，應繼續再多塗抹一到三週才能完全根除皮膚表面的黴菌。若是治療無效，或是面積過大的病灶，才會考慮使用口服的抗黴菌藥物。

預防方法

1 身體注意清潔衛生

首要的預防工作就是保持身體的乾淨清爽，不要用手到處搔抓，並且減少日曬及流汗。天氣熱時可用溼毛巾擦拭身體，避免穿不透氣衣物，要穿著可吸汗的棉質衣物。

2 避免接觸

最重要的是千萬不要使用別人的貼身物品，避免互相傳染。

3 注意飲食

重口味的食物少吃，如酸、辣、鹹；而且要多喝開水，約 1,500–2,000 c.c。

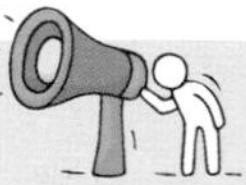

醫師小叮嚀

對於免疫功能較差的老年人，特別需要注重身體的清潔，要穿著寬鬆吸汗的衣服，遠離溼熱及潮溼的環境。以除溼機移除環境溼氣，或是利用空氣清淨機消滅可能的懸浮微粒，減少黴菌出現的可能性。

手癬

症狀說明

病人抱怨兩隻手中有一隻手掌有粗糙、角化及白色的鱗屑，而且會脫屑，並伴隨有搔癢感，另一隻手卻沒有；請患者脫鞋檢查後，也發現其有足癬，這種單一手癬及足癬並存的現象，即為著名的「兩腳一手症」。

手癬主要就是手部皮膚，包括手掌、手背、手臂及指縫被皮癬菌感染所致，導致手掌皮膚增厚、脫屑。有時候整個手掌變得泛紅，會讓人誤以為是富貴手，自行擦藥後久未治癒，情況時好時壞，持續數年的都有。

患有手癬時，需要注意身上其他地方有沒有同樣受到黴菌感染的情形，特

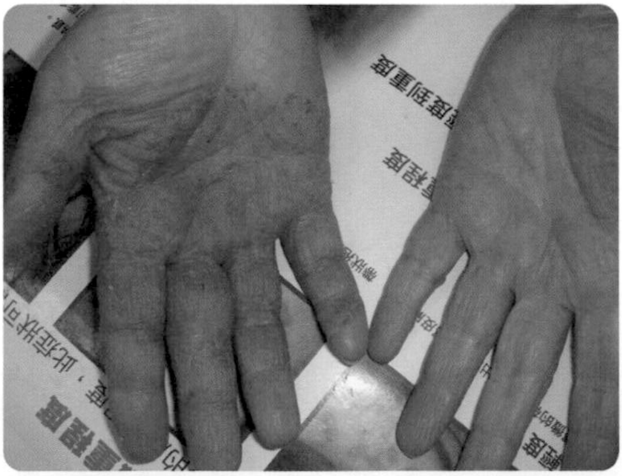

圖 2–6

64 歲女性右手掌有明顯大片會癢脫屑小紅疹，左手則沒有，即為著名的「兩腳一手症」。

別是足癬、甲癬及股癬，因為其中一個地方感染，經由手去搔抓之後，再去碰觸身上其他部位，就有可能會造成接觸部位的感染，因此才有兩腳一手的現象。

至於為何只有一隻手感染？這個問題目前沒有答案，有的人是慣用手感染，有的人是非慣用手出現脫屑病灶。但是足癬則大多是兩腳一起感染。當然，這種情況也有例外，也有兩隻手都出現手癬的患者，不過是少數。手癬出現的部位兩隻手皆有可能，但很少兩隻手一起得到。

發作原因

手癬多起因於足癬的搔抓，使得手部感染到以紅色毛癬菌為主的黴菌，約占五成以上。

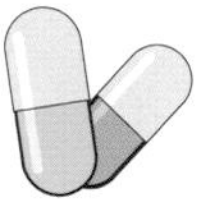

治療方法

由於手癬會讓手掌角質變得很厚，一般外用的抗黴菌藥膏效果往往有限，因此需要合併使用去角質的乳膏或是百分之十到二十的水楊酸液來軟化角質，增加抗黴菌藥物的滲透。若是手癬合併灰指甲，則可以使用口服的抗黴菌藥物，也有不錯的效果。

值得注意的是，如果身上同時出現足癬及手癬，兩者都需要治療，因為只治療手癬而忽略足癬，手接觸到腳後又感染到手癬，將使治療效果大打折扣。

預防方法

1 講求個人衛生

不要使用共用的鞋、毛巾、衣物等，盡量保持手腳部清潔與乾燥。

2 飲食

少喝咖啡、可樂、茶、酒等刺激性的飲品，因為會刺激汗腺的分泌，無形中提供皮癬菌滋生的環境。

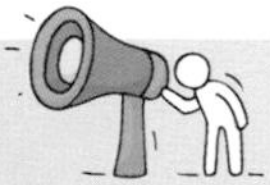

醫師小叮嚀

若身體其他部位有感染，千萬不要用手去搔抓，並且經常洗手，保持手部的清潔。不要留指甲，以免指甲內有黴菌，造成身上反覆出現黴菌感染。

股　癬

症狀說明

股癬與體癬類似，都是因為皮癬菌感染皮膚角質層，導致皮膚發炎及出現大片紅斑脫屑的情形，只是股癬特別指位於下腹部、胯下鼠蹊部、會陰肛門口及臀部周圍的黴菌感染，與體癬略有區分。即使如此，不規則的同心圓狀紅斑、明顯的界線及小丘疹，都與體癬類似，同時也會造成患者的極度搔癢感，因此電視廣告上常形容為「胯下癢」。

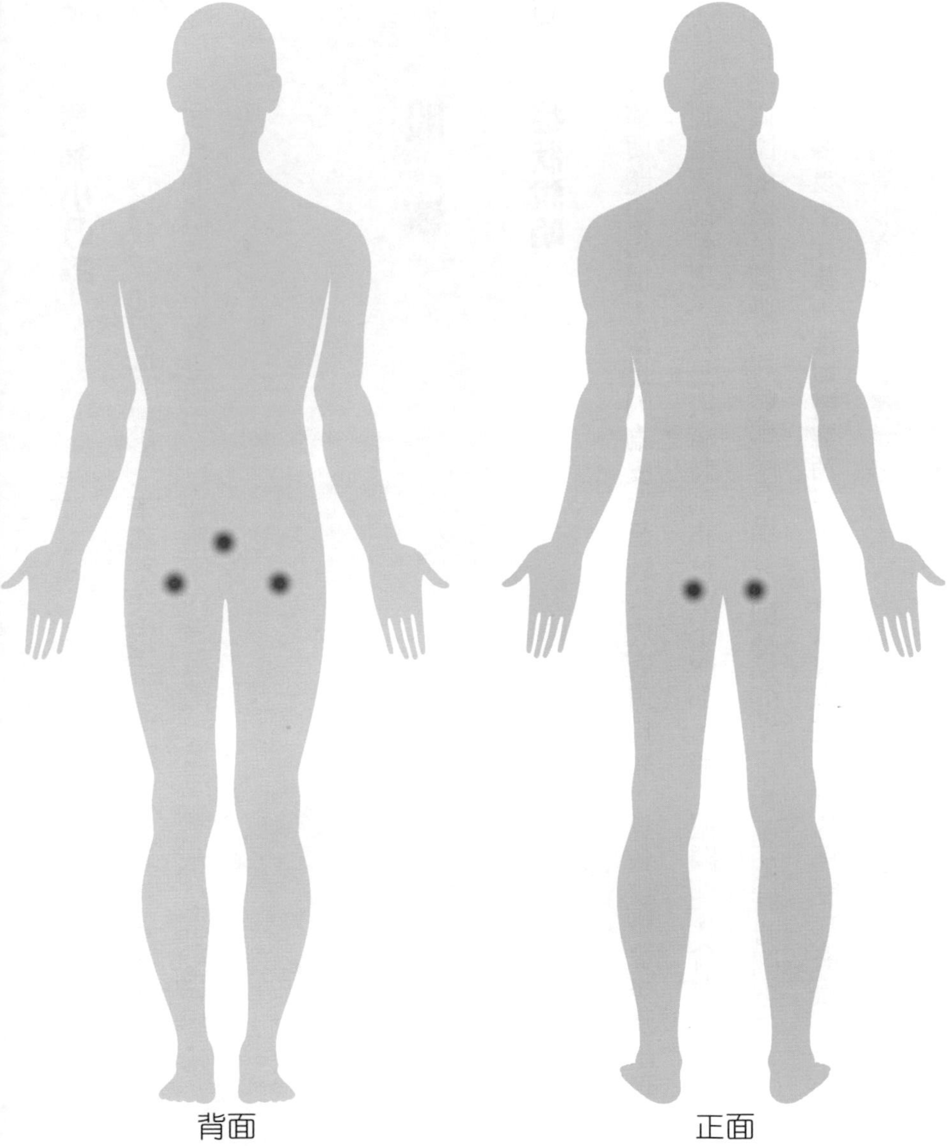
背面
正面

老年人常會因為胯下癢而不停地搔抓，而且男性比女性容易罹患股癬。在不斷以指甲破壞皮膚表層後，胯下皮膚變得脆弱，並開始出現破皮的現象，如果沒有做好保護，就有引起二次細菌感染的可能。

這種情況通常好發於炎熱潮溼的夏天，汗水直流的時候，如果沒有保持皮膚的清潔乾燥，黴菌就有可能會造成局部的孳生，而且在病灶處常會有黑色素沉澱，非常不雅觀。

發作原因

主要由紅色毛癬菌、小孢子菌等表皮癬菌造成的，經由直接接觸到患者、家畜，或是接觸到患者的衣物而引起。

治療方法

若有早期的症狀，一定要及早治療，才能事半功倍。配合醫師的指示，耐心按時塗抹抗黴菌藥膏，直到病灶完全消失後，再繼續塗抹二到三週，才能確保黴菌被完全消滅。不要因為不方便或是認為已經痊癒了就擅自停藥，因為黴菌有可能又會找上門。為了避免老年人搔抓，搔癢時建議可以多塗抹幾次藥膏。

預防方法

最重要的是避免穿著密不透風的內衣褲，以棉質、吸汗、透氣的材質為主，而且不要穿多層的褲子。並記得保持身體的乾爽，切記不要用太燙的水沖洗皮膚，更不要過度搔抓以免導致色素沉澱及細菌感染。

醫師小叮嚀

老人家會陰及鼠蹊部皮膚皺摺多，其上的分泌物、汙垢等都不容易清除，容易形成黴菌孳生的溫床，倘若患有手癬的老人家不經意地搔抓胯下部位，就有可能因為自體感染引發股癬。

老年人股癬發生也與身體的抵抗力降低有關，如果久病臥床、身體虛弱，特別是有糖尿病、肝腎衰竭及腎上腺皮質素分泌不足的患者，平時更應該加強預防，穿著寬鬆、透氣的衣褲，做好自我健康管理。

足癬

症狀說明

足癬就是一般人所說的香港腳，是一種足部的黴菌感染，包括腳趾縫、腳趾頭、腳掌、腳跟、足緣及足背皆有可能出現，在溼熱的臺灣是非常常見的皮膚病。每個人一生中多少都會得一次，也有些人長年為它所苦。老年人的足癬可謂「又陳又香」，陳年老梗而且根深蒂固不容易斷根。通常只要環境夠潮溼，黴菌就會大量孳生，如果再加上腳部悶熱及長時間穿鞋，足部的乾爽沒有獲得維持，就有可能造成足癬。

足癬會在足部的感染部位形成搔癢、脫屑的病灶，有時候會出現小水泡，然而實際的情況卻有很多種，根據臨床症狀區分成許多不同的類型，有的會癢，有的不會癢；有的會長水泡，有的不會；有的會脫皮，有的則完全不會出現脫皮，可以說是各種情況都有可能出現，甚至有些足癬的患者會出現糜爛的現象。

老年人的足癬大都是腳皮厚、脫皮為主，有時腳後跟也會因龜裂而疼痛不已。常見的部位為腳掌、趾縫間、腳背及腳側邊。根據不同的情況，可以分成四型：

1 慢性指間型

為足癬中最常見的一種，而且很癢，主要長在腳趾縫和趾縫下的位置，會有龜裂、脫屑及糜爛的現象。特別好發於腳趾的第三、四、五趾間趾蹼。

2 慢性鱗屑丘疹型

主要出現在腳底兩側外緣，會有輕微發炎的現象。

3 水泡型

以群生的水泡為主，水泡乾掉後會形成角化、脫皮的病灶，主要出現在腳

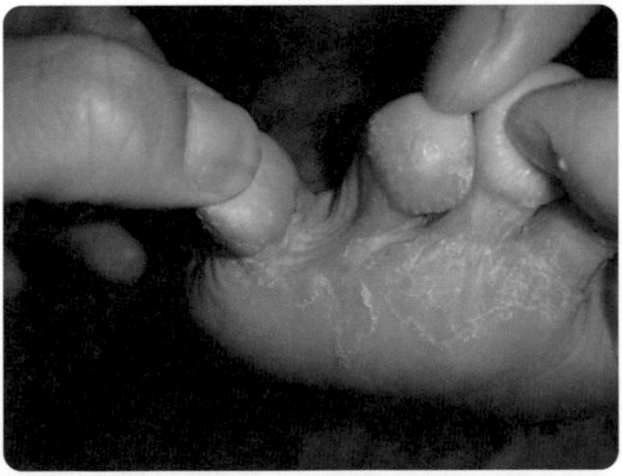

圖 2–7

60 歲女性兩腳趾縫及腳底間有糜爛會癢脫皮病灶，為典型糜爛型香港腳。

底的前面及中間三分之一的地方。

4 急性糜爛潰瘍型

腳底板腳皮增厚且會有臭味，很容易伴隨有格蘭氏陽性菌的感染，如金黃色葡萄球菌。

發作原因

足癬的感染以毛癬菌及表皮毛癬菌為主，有時會混合多種皮癬菌或念珠菌的感染。腳部容易出汗或常穿鞋不透氣，都會加速黴菌滋長。

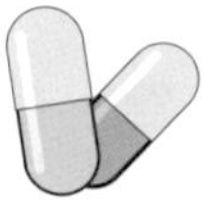

治療方法

以外用抗黴菌藥膏為主，一天二到三次，效果不錯，一旦症狀改善再連續擦二到三週效果更好。

預防方法

1 保持足部清爽

老年人的香港腳千錘百鍊，根治其實不容易，重點是怎樣防止足部黴菌的孳生。預防香港腳最重要的就是保持足部的清潔及乾爽，洗完腳一定要記得把腳擦乾，如果腳是屬於容易流汗的，那麼可以穿五指襪或是吸汗棉襪來保持乾爽。

2 少穿褲襪

老年人怕冷很喜歡穿衛生褲襪，但很多褲襪中有尼龍的成分，它會阻斷汗水的蒸發，棉質的褲襪則不會有這種問題，因此在購買時要特別注意。

3 通風的鞋子

鞋子通風的程度當然是以拖鞋及涼鞋最好，如果要穿其他種類的鞋子，則要以天然材質的鞋料為主，像是皮鞋或布鞋，最好鞋面上有洞，增加透氣效果。

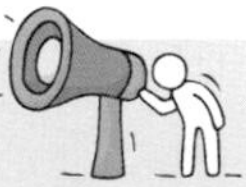

醫師小叮嚀

香港腳很容易傳染給別人，患者千萬不要搓腳皮也不要和家人共用襪子、拖鞋；衣服和襪子也要分開洗，才不會互相感染。

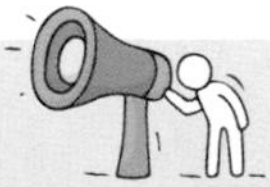

香港腳另一篇：你一定要知道

許多香港腳患者用藥時只塗抹自覺癢的部位，正確用法應該是腳趾間、腳趾下、整根腳趾及腳掌、腳側邊都擦，且雙足都該用藥。因黴菌感染未必出現症狀，完整用藥，可在有症狀前先完成殺菌。不喜歡軟膏的人，則可選用噴霧式的抗黴菌劑。

在治療香港腳的療程中，常會看到許多患者，尤其老年人，因為忘記擦藥或沒耐性擦藥就中斷療程，導致香港腳難以治癒及反覆發作，因此現今有一種長效型的藥物，只要塗抹一次，就可以達到傳統藥物的功效。

療黴舒一次療程具有長效作用，一次療程的療黴舒香港腳外用溶液，能在皮膚上形成薄膜，殺死雙腳上的黴菌，擦一次就有治療香港腳的效果。使用後二十四小時內不要洗腳，可以達到最佳治療的效果。隔天相同時間即可洗腳，再連續擦七天，對老年人而言，不失為簡單有效又方便的治療。

甲癬

症狀說明

甲癬是一種非常常見的指甲感染，又稱「臭甲」或「灰指甲」，為指甲受到黴菌的感染，使指甲出現變形、變色、變厚的現象，常出現在指甲板、甲床、甲溝等部位。

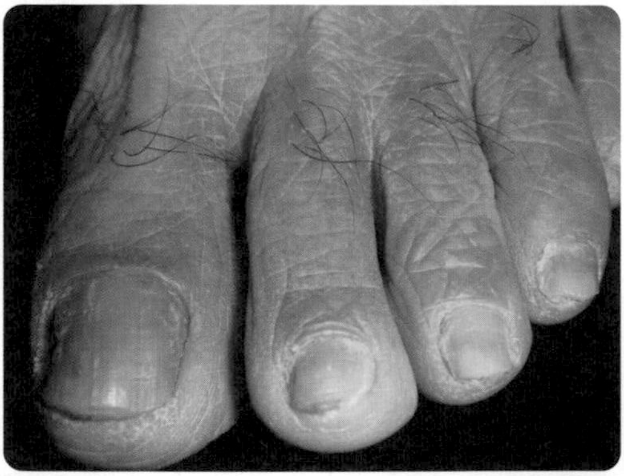

圖 2–8

65 歲男性兩腳趾甲變厚變黃並有輕微脫屑。

指甲對皮膚有保護的功能，每天都會進行生長代謝的程序，一旦指甲生病，便可以從外觀看出指甲或是身體的健康與否。

如果指甲長期受到黴菌或酵母菌的感染，就會出現異常。老年人灰指甲患者的指甲尖端有變色的現象，可能為白色、棕色、灰黃色，甚至墨綠色或黑色；而且指甲會越來越厚、彎曲，容易斷裂或粉碎。最後整個指甲變醜，還可能導致腳痛，造成穿鞋困難。指甲表面也會失去光澤及變形，指甲與甲肉也有可能會分開。有時候兩側甲肉會有腫脹及疼痛感，嚴重者會造成甲溝炎甚至蜂窩性組織炎。

發作原因

主要是因為毛癬菌及表皮癬菌感染甲床或長期香港腳造成的。一般來說，免疫功能低下的病人，或是糖尿病患者比較容易受到感染。如果指甲有外傷，也會增加感染的機會。

治療方法

甲癬的治療以口服抗黴菌藥物為首選而且最有效，但是要注意這些藥物因為會經由肝臟代謝，而有影響肝功能的可能性，所以必須經由醫師開立後才能使用。

對於肝功能較差、不願意吃藥的老年患者，可以考慮使用外用藥膏，但一定要把厚的指甲剉得越薄，治療效果越好。但是治療時需要有耐心，因為療程會拖得較久，可能兩、三年以上，雖然效果較慢，但只要耐心用藥，治療灰指甲其實不難。

目前針對甲癬有較新的治療方式，抗甲癬指甲油劑可以克服以往外用藥膏無法穿透指甲硬角質的缺點，塗抹後先在表面形成無色透明藥膜，再滲入甲板消滅黴菌。但此藥目前健保並不給付，需要自費購買。

預防方法

1 保持指甲清潔

保持手指及腳趾的清潔與乾燥，避免接觸潮溼的環境。

2 指甲受傷儘快處理

若指甲有外傷應確實包紮換藥，以免黴菌趁虛而入。

3 身體有黴菌感染時，應儘速就醫

當皮膚有皮癬菌感染時，應該馬上接受徹底治療，防止黴菌傳染到指甲。

4 避免化學藥劑的刺激

指甲油、去光水等化學藥劑會刺激甲床，應避免。

醫師小叮嚀

老年人患有糖尿病者感染甲癬的機率比一般人高了五倍以上，糖尿病人中有將近四成足部都有甲癬，而甲癬發展成足部潰瘍風險又比正常人高了六成以上，血糖控制不好又長期不治療甲癬的老年人，會提高足部潰瘍的機率達三至四倍，不可不小心。

在療程中，應有耐心地把療程做完，才不會因為間斷治療而導致甲癬復發。口服的抗黴菌藥物因為會影響肝功能，所以必須定時回診抽血檢查肝指數；如果有腸胃不適、腹脹及疲倦等狀況，一定要先停藥後馬上找醫師診查。

治療甲癬所需要的時間很長，不要輕易中斷，拔掉指甲也不能治癒，應該聽從醫師的指示，才不會一直復發。

此外，老年人常合併有多種慢性疾病，像糖尿病患就常合併有高血壓、高血脂及其他疾病，這種情況一天可能要吞好幾十顆藥，考慮到口服抗黴菌藥物恐會與許多藥物有交互或加乘作用，建議老年人以單純的塗抹方式來治療比較安全。

念珠菌感染

症狀說明

念珠菌是一種會在我們皮膚上生長的黴菌，以酵母菌的形態生長在我們的皮膚上。除了皮膚以外，念珠菌還會出現在口腔、食道及泌尿生殖系統中，分別造成鵝口瘡、食道炎、泌尿道感染及女性陰道炎，在肥胖、糖尿病、癌症化療後及老年人身上特別常見。

由於感染源是孢子，病灶是以局部接觸搔抓向外成點狀散開，呈零散的小紅點，稱為衛星狀病灶。

念珠菌喜歡生長在高熱潮溼的地方，在人體的皺摺處，指縫、腋下、乳房下方溝緣、鼠蹊、臀溝處也會發現類似衛星狀的病灶。當免疫力很差時，會有較大範圍的感染，出現在嘴角、口腔、食道、支氣管、指間、肛門口及泌尿生殖道等黏膜上。

發作原因

老年人過量或長期使用抗生素、類固醇或是免疫抑制劑，近年研究指出的免疫細胞異常，都使得原本與皮膚共生的念珠菌突破皮膚的防線，進入人體、血液，導致各種疾病。

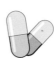

治療方法

臨床上有很多種類的外用抗黴菌藥物可以選擇，不同種類的抗黴菌藥有不同的作用方式及副作用。

預防方法

1 保持身體清潔乾爽

由於念珠菌喜歡待在悶熱潮溼的環境，因此應當少穿牛仔褲、束褲、褲襪及其他不透氣的褲子；老年人衛生欠佳或清潔不當也都要注意。

2 注意飲食

避免甜食、油炸、辛辣等刺激性食物。

3 控制體重

不要太胖，減少皮膚磨擦也可避免感染。

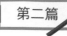

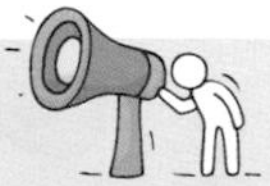

醫師小叮嚀

老年人皮膚生理免疫功能老化，加上慢性病的出現，增加念珠菌突破皮膚防線的機會，如果讓其突破人體的免疫系統而進入血液裡，就有可能造成敗血症及休克。因此對於這一類的患者來說，家人應該要特別注意老人家平時的皮膚健康保養，以及老年人慢性病的治療與防治。

龜頭包皮炎

症狀說明

發生在包皮、龜頭及其交界處。初期皮膚上會出現界線不清楚的紅斑，感覺溼黏，中期時並有薄膜狀脫皮覆蓋在皮膚上，有時會看見一點一點的小丘疹，有時還可看見小膿包，伴隨有微癢及表面變得較為敏感的感覺。

龜頭包皮炎很容易反覆發作，尤其是衛生自理能力較差的老年人。此外，末期時因為龜頭包皮藏汙納垢，易生細菌、黴菌感染，對於患有糖尿病、免疫不全的人，感染會更加嚴重，造成潰瘍性龜頭炎。有時候感染還會擴散到陰囊與胯下，造成胯下癢的狀況。

發作原因

包括環境物質刺激、感染細菌、黴菌等。洗澡時若沒有把包皮後縮，會導致發炎的機率上升；過度以鹼性肥皂清洗也會導致情況加劇。此外，從未割過包皮的人罹患龜頭包皮炎的機會，也比割過的人來得高。

無論如何，龜頭包皮發炎都與包皮不潔或過長有關係，當配偶有陰道念珠菌感染時也容易發生。

治療方法

可以使用抗生素及抗黴菌藥物來治療。如果有包皮過長的狀況，則需要接受手術切除，並保持生殖器乾爽。

預防方法

1 清潔自理

平時應做好龜頭包皮的清潔，洗澡時應當把包皮後縮，露出龜頭來清洗。不要使用強力的清潔劑或是非中性的肥皂清洗，避免皮膚因為受到刺激而使得情況加劇。

2 衣物穿著

不要讓臥床的老年人穿著太緊的內褲；若有包成人尿布，則需要每天定時更換、清理，保持生殖器的乾爽，才不會藏汙納垢，讓病菌孳生。

醫師小叮嚀

男性老年人平時應當要注重自己胯下的衛生，家人也要盡到叮嚀的責任，尤其是從未割過包皮的老人家，或是臥床包尿布的老年人，在清潔時更不可隨便，應該確實翻開來洗，才不會有藏汙納垢的現象發生。

三、讓人膽顫心驚的病毒感染

病毒疣

症狀說明

病毒疣即是皮膚受到病毒感染所產生的病灶，俗稱「魚鱗贅」，為皮膚或是黏膜感染到人類乳突病毒（HPV）所造成。疣的樣貌多樣化，依感染的部位不同而有不同的表現，有時會在手指、手掌或是指甲邊緣出現粗糙的硬結節，在臉部出現扁平角化增厚的散在性病灶，或是在生殖器周圍出現類似花椰菜的樣貌，各個病徵不盡相同，但都是不同分型的人類乳突病毒因為感染到皮膚後所產生的外觀。

身上各處皮膚、黏膜皆有可能出現病毒疣，好發的部位依據不同分型的病毒而有所不同。

為何會感染病毒疣？長期接觸水的人，如游泳選手、廚房員工、市場小販及免疫力較差的人，較容易被病毒感染。而病毒疣通常是人傳人，會經由接觸到毛巾、衛浴設備及其他共用的器具而感染。生殖器疣的傳染力更高，需要更小心。通常皮膚在感染到病毒後，會有數個月的潛伏期，才會形成肉眼可見的病灶。許多人把病毒疣誤認為雞眼，所以往往延誤病情造成病毒疣大量生長，除了影響外觀，也延誤了治療時機。

人類乳突病毒分型眾多，感染到不同的類型會有不同的臨床表徵，一般可區分為：

1 尋常疣

角化的硬顆粒或是表面粗糙的硬結節，常見於手指、手掌、手背及指甲邊緣。

2 平　疣

扁平咖啡色或是膚色的小斑塊，多出現在臉部，屬於散在性的病灶，易與老人斑或是肉芽混淆。

3 蹠疣

腳底板出現一顆或多顆硬的角化點，表面平滑，會向皮內深部發展，表皮可見紅褐或黑褐色的小點，這是微血管栓化的現象，如果病灶較深，患者會感到疼痛。

4 尖形溼疣

皮膚表面長出肉色不規則絲狀或是顆粒狀的突出物，不痛、不癢、無味也沒有分泌物，通常會群聚長出很多個突起，生長快速，表面如花椰菜般，因此又叫菜花。

發作原因

皮膚或黏膜接觸到不潔的地面、物品及日常設施而感染。

治療方法

各種疣的感染治療都不易而且容易復發，常用的治療方式有外科手術切除、電燒、雷射、細胞毒素、抗病毒藥物、干擾素注射及冷凍療法等。一般門診最常使用液態氮的冷凍療法，這是目前最簡單也是最有效的處理方式，缺點是無法一次解決，需要多次才能達到療效。

預防方法

1 增強自我免疫力

平時飲食均衡，生活作息正常，避免壓力大的工作環境。

2 避免病毒接觸

不要接觸共用的衛浴設備及光腳踩踏不潔的潮溼地面，如公共游泳池、澡堂或海水浴場。

醫師小叮嚀

老年人皮膚抵抗力較弱，且會受到潛在疾病的推波助瀾，上皮或黏膜容易受病毒入侵而出現各種病毒疣，身邊若有親近友人或是照護者不小心接觸到了，就有可能會造成互相感染。對於臥床老人，醫療照護者也應時時注意老人家皮膚上是否有出現不尋常的突起物，避免接觸並早期治療，才不會讓病毒散播出去。

扁平疣

症狀說明

扁平疣是一種病毒性皮膚病，與尋常疣一樣都是由人類乳突病毒感染引起的皮膚贅生物，在皮膚表面長出微微的突起，呈現扁平狀膚色的丘疹。扁平疣會有些癢，擠壓時沒有疼痛感。從接觸病毒到產生肉眼可見的疣狀突起物需要數個月的時間。常見於臉部、前額及手背，也可能出現在腕和膝蓋。

扁平疣一般為針狀至米粒大的扁平丘疹，呈現圓形或是不規則的形狀，表面光滑、界線清楚，顏色從淺褐到粉紅色。多數的扁平疣呈現散在或密集分布，有的會互相融合或沿著抓痕呈條狀分布。一般無自覺症狀，偶有發癢。

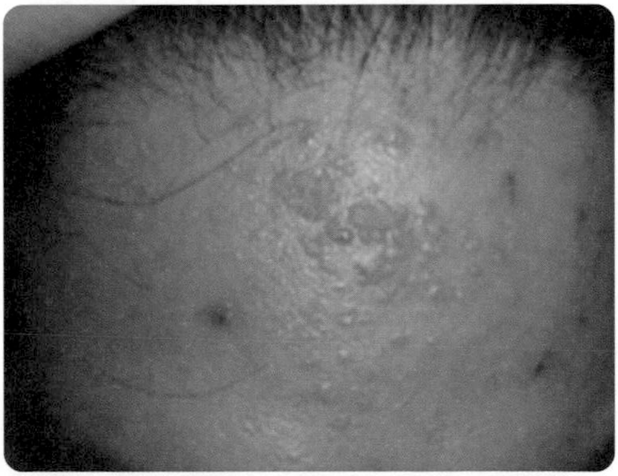

圖 2-9

60 歲男性額頭出現許多大小不一粉紅膚色輕微搔癢的扁平丘疹。

發作原因

扁平疣是因為接觸到人類乳突病毒第三型而感染。可以經由人傳人，或是經由一些物體的傳遞而感染，如地板、毛巾、滑鼠及把手等。此外，免疫力低下的人，如老年人，也比正常人容易感染到扁平疣。

治療方法

長在身上的扁平疣可以用液態氮冷凍治療；若是長在臉上，使用液態氮恐怕會有疼痛感及色素沉澱的後果，所以建議使用A酸軟膏一天塗抹一次，直到病毒疣脫落。另外免疫調節乳膏，可以塗抹在身上或是臉上，一週三次即能改善症狀。

注意不要用手去抓或是用磨砂膏試圖想把它磨掉，否則會擴大感染範圍，以至於留下色素沉澱及疤痕。基本上扁平疣有可能經過一段時間之後會慢慢消失，可能為期數個月到數年，但因為疣有其傳染性，還是必須加以治療。

預防方法

1 做好清潔

因為扁平疣的傳染力強，接觸者很容易因而感染，因此要做好個人器具的徹底清潔與消毒。

2 少去公共水域遊玩

游泳池、海水浴場或是公共澡堂的地面易沾染人群帶來的病毒源，赤腳行走可能會因為接觸而感染。

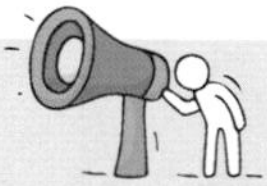

醫師小叮嚀

老人家應該少去澡堂洗澡或去人較多的游泳池，即使是標榜已做過地面及水池消毒的地方，也不能掉以輕心，還是要做好自我防護，進出穿拖鞋、涼鞋，不要與人共用浴巾或是其他衛浴設施。

尋常疣

症狀說明

尋常疣很常見，又叫做「魚鱗刺」，會在身上長一個或是多個，皮膚表面粗糙不規則，猶如許多小顆粒聚集而成膚色的丘疹或小結節，常發生在手、手指、腕、手臂甚至是甲床。

尋常疣沒有症狀，外觀呈現扁平或圓頂狀突起的丘疹，約二至十公厘。這些疣可以聚在一起，形成更大的丘疹塊。

早期的疣通常外表平滑，成熟的疣外表粗糙。靠近仔細看，可以發現細小的角化突起，有時候可以在中央看到許多小黑點。若長在腳掌、手掌會造成壓痛的不適感。顏色從膚色、黃色到深灰色不等。有時候病灶排列成直線，像是播種一般，這是因為搔抓而使病毒在自己的皮膚上傳染。

發作原因

人體的表皮或黏膜接觸到人類乳突病毒第二、四、七型而遭到感染。老年人的免疫力較差，皮膚黏膜的免疫力也因為老化導致對病毒的抵抗力較弱，較容易被病毒感染，但是要注意與其他丘疹性的結節做鑑別。

治療方法

事實上並沒有根除病毒的治療，目前較積極的做法不外乎是將病毒及其所占據的組織一併消滅，或是刺激宿主之免疫力增強。常使用的方法包括手術、電燒、液態氮冷凍治療、水楊酸貼布或是免疫調節乳膏等。

尋常疣的治療困難，曠日費時，一般使用液態氮冷凍治療，病人會感到非常疼痛，而且容易有長水泡及皮膚組織壞死的副作用，因此若能合併侵入性及非侵入性的治療，效果會更好。

預防方法

平常要把手腳洗乾淨，避免皮膚或黏膜直接接觸不乾淨的物品，或是赤腳在公共場所行走。最好都要穿著鞋子或拖鞋，也不要穿著他人的鞋子。

醫師小叮嚀

尋常疣的復發率很高，所以治療要徹底，不要中斷療程。此外，因為手術、電燒、冷凍治療產生的小傷口無疑為人類乳突病毒製造了進入上皮的途徑，所以治療期間也應盡量避免摩擦或是潑到水，才不會讓尋常疣春風吹又生。

蹠疣

症狀說明

常聽到病人抱怨腳底板痛，走路的時候會痛，壓了也會痛，使得走路會不自主地偏一邊。詢問下，才說最近因為天氣熱去游泳池游泳，光著腳走了一整天，回到家過沒幾天就在腳掌發現一顆一顆的小圓點。如果是這樣，那麼就有可能是得到了蹠疣。

腳底板出現一顆或多顆堅硬的角化圓點，雖然表面平滑，但是會往內皮發展。表皮可見紅褐色或是黑褐色的小點，是微血管栓化的現象。病灶若持續往內延伸，則會引起患者疼痛不適。

發作原因

人類乳突病毒第一、第二及第四型，感染腳掌皮膚。如果赤腳在不潔的地板上行走或穿別人的鞋子，就有可能會導致蹠疣的產生。老人家的腳掌皮膚不若年輕人完整，可能會出現角質層細胞老化死亡的現象，產生乾燥龜裂、脫屑等，因此病毒很容易趁隙而入。如果老人家走路時抱怨腳底疼痛，除了雞眼、胼胝需要考慮之外，蹠疣也需要列入鑑別診斷。

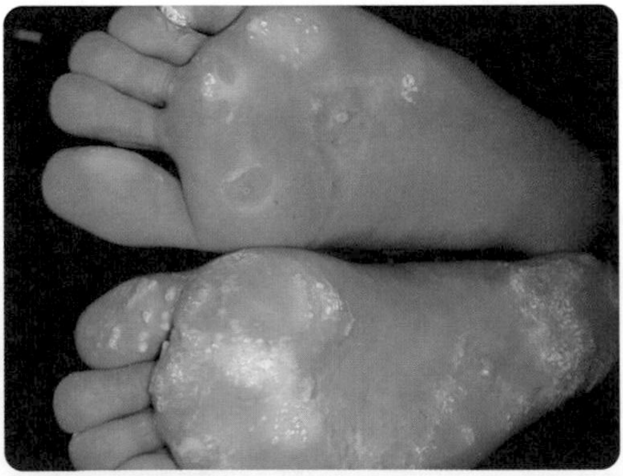

圖 2–10

兩腳底布滿無數大小硬結節及丘疹，走路會有壓痛感。

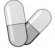

治療方法

和尋常疣一樣，蹠疣的治療分為侵入性及非侵入性的治療。侵入性的治療包括以外科手術切除，或是用電燒、雷射、冷凍及刮除法。非侵入性的治療包含醫師開立的三氯乙酸、水楊酸貼布及具有免疫調節功能的乳膏。

蹠疣的治療困難且費時，一開始若選擇液態氮冷凍治療，過程會很痛，且可能會有長水泡及皮膚組織壞死的副作用。若合併侵入性的療法，如冷凍治療配合電燒，效果會更好。

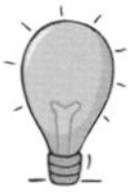

預防方法

不要在公共場所赤腳走路，也不要與別人共用鞋子。要常把腳清洗乾淨並擦乾，也不要去外面修腳皮。

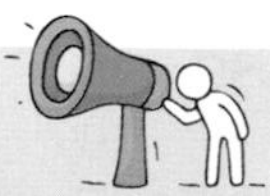

醫師小叮嚀

蹠疣的治療需要病人長時間的配合，不可輕易中斷，否則半途而廢，新的疣又會再長出來。老人家長了蹠疣也不用太擔心，只要配合治療，疣就會慢慢消失，唯需要與其他慢性的角質增生作區分，才不會藥抹了沒效，結節反而越來越大。

絲狀疣

症狀說明

又稱指狀疣，大都為單一性突起物、細長而柔軟的小贅生物，有長有細的形狀呈絲狀突起，長度一般不超過1公分，不痛不癢無自覺症狀，與皮膚顏色相似或淡褐色又形似「發芽」。好發於眼皮、鼻孔或臉的其他部位，偶爾見於頸部。

發作原因

皮膚有傷口而感染，主要是由人類乳突病毒經皮膚損傷處感染皮膚內層，也可能透過受汙染的器具而感染。免疫力較差的病人或是老年人因老化較容易得到絲狀疣。絲狀疣雖然不痛不癢，但患者會去搔抓，試圖把它去除，這個舉動往往會造成絲狀疣越長越大，而太陽曝曬的病灶處會有癢感。

治療方法

絲狀疣通常直接用電燒、雷射、冷凍或是刮除等侵入性的方式徹底去除。

絲狀疣治療簡單，只要清除後，基本上就不太會復發。

預防方法

少曬太陽，盡量不要搔抓皮膚形成傷口。

醫師小叮嚀

避免外傷，不要去摳抓長出來的絲狀疣，否則會越長越大。

單純皰疹

症狀說明

又稱「蜘蛛灑尿」，會在皮膚或黏膜出現成群的小水泡聚集，引起刺痛及搔癢感，於數天後水泡會破裂結痂，約於治療五到七天後癒合。老年人的單純皰疹病毒感染可能會較嚴重，但很少有致命的危險。可以在人體任何部位的皮膚引起水泡樣的病灶，但主要在口唇、會陰、生殖器和臀部。

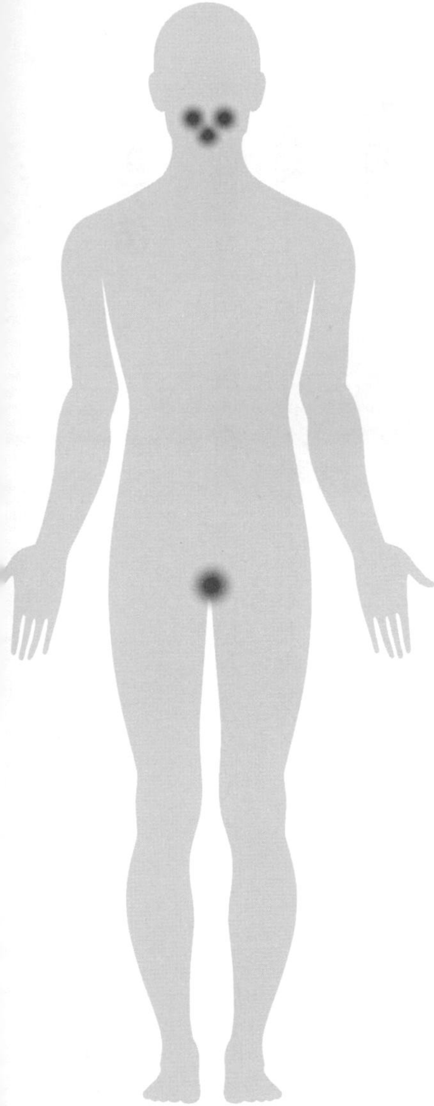

正面

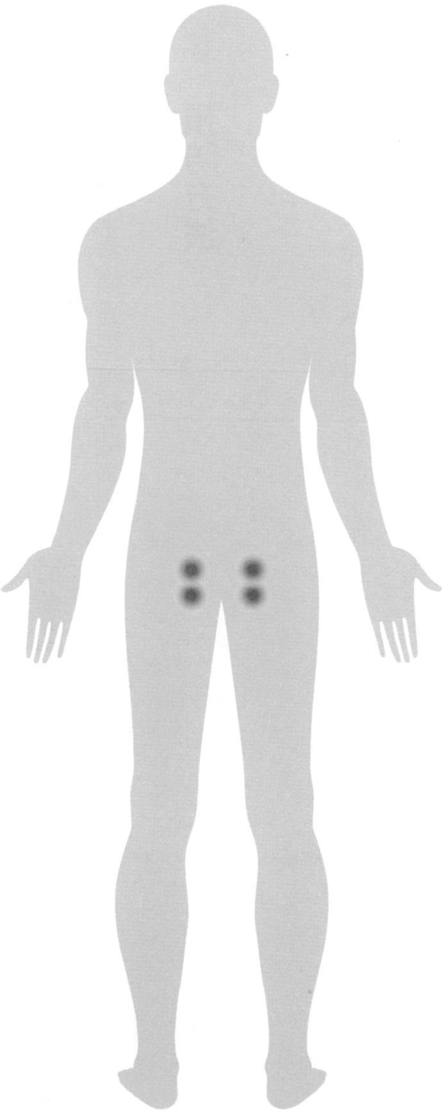
背面

發作原因

簡單說就是抵抗力降低，俗稱「火氣大」，長期熬夜、睡不好、壓力大甚至感冒發燒都會發生。有慢性病、抵抗力較低的老年人，在季節交替溫差大時也容易發作。

單純皰疹是由病毒所引起的感染，臨床上分為兩型，通常以肚臍為界線，

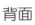

第一型主要侵犯口腔黏膜及嘴唇周圍的皮膚，也稱為唇皰疹；第二型主要經由性行為而感染生殖器官及臀部附近的皮膚，也稱為臀皰疹。

治療方法

目前尚無完全根治皰疹病毒的藥物或是疫苗，僅能減緩症狀及縮短病程，一些抗病毒藥物常被用來作為單純皰疹的口服藥物治療。

治療可分為兩階段，初期可使用抗病毒藥膏，每天塗抹五次，針對嚴重或經常復發者可用口服抗病毒劑來預防。目前還是以塗抹的抗病毒藥膏為主，有時也可併用抗生素藥膏來減少感染的發生。

預防方法

1 日常生活

身上有任何皰疹樣皮膚病灶時，應避免接觸他人，生活作息正常，時常自我舒緩壓力及飲食均衡，可多吃富含維生素C的蔬菜水果，也可補充B群增加免疫力。

2 第一型單純皰疹

口腔周圍有水泡時應避免親吻及共用餐具。

3 第二型單純皰疹

生殖器的單純皰疹病人在感染發作期間，應避免性行為，並保持清潔。

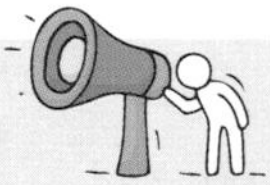

醫師小叮嚀

老年人的單純皰疹發生率並不是很高，但是一旦發生往往症狀較為嚴重而且容易復發，可能在未來一年內會有二到三次以上的復發機會，反覆發作及病灶多發性的特性使老人相當困擾。

除了以藥物緩解症狀與不適外，還必須注意導致老年人發生單純皰疹的可能原因，如糖尿病、其他慢性疾病、潛在感染或癌症等問題，並針對其原因找到最適合的治療方式，一併抑制皰疹病毒的感染與復發。

帶狀皰疹

症狀說明

帶狀皰疹又稱「皮蛇」或「蛇纏腰」，中醫稱「火蛇纏身」，是由水痘帶狀皰疹病毒感染所引起。好發於軀幹及臀部，如果支配相關的神經受到感染，也有可能發生於頭頸部、臉部、手臂等位置。

剛發病時，病毒會侵犯脊髓的感覺神經根部，而影響到一節以上的神經根所對應到的皮節區域，而相對應的皮膚會有疼痛及麻木的感覺稱為前驅期。幾天後，皮膚上會形成紅色丘疹及小水泡，這些水泡大小不一，會散得很開或是成群分布。約七到十四天後水泡中的液體由清轉濁，並且可能轉變成膿包或是出血性水泡，最後這些水泡病灶慢慢的結痂、癒合，並在皮膚上出現色素沉澱及凹陷性棕色斑痕。

老年人剛開始的帶狀皰疹症狀不明顯時，很容易誤診為其他疾病如心絞痛、消化性潰爛甚至腰扭傷，而導致誤診，錯失了治療的良機。老年人因為免疫力低下或喪失等因素，發病時病毒會沿著神經根到達所支配的皮節，有時會同時侵犯好幾個神經節造成軀幹半邊出現皮疹及水泡，並呈現帶狀的分布。

發病時可能伴隨發燒及神經抽痛等現象，且會在胸部、臉（三叉神經）、腰薦處及四肢出現皮疹，嚴重者會引起結膜炎或是腦膜炎。最可怕的是沿著三叉神經第一分支（額頭、眉、眼、鼻等區塊）分布的皰疹樣病變，因為會影響眼睛視神經而導致失明，若影響到薦神經則會大小便失禁，所以早期診斷早期治療非常重要。

感染帶狀皰疹後，常會有皰疹後神經痛，為皰疹癒合之後三個月疼痛持續存在的現象，而年紀是影響很大的因素。超過六十歲以上的病人約有一半會發生皰疹後神經痛，年紀越大機會越高，嚴重影響生活品質甚至會有自殺傾向。

發作原因

帶狀皰疹的原因是小時候水痘感染且痊癒後，水痘病毒潛藏在人體感覺神經節裡，當日後當免疫力T細胞、抵抗力下降時，病毒會再度活化，侵犯神經節，引起神經發炎疼痛。

治療方法

基本上，長出皰疹的皮膚部位要保持清潔，不需要塗抹任何藥物，發病三天內以口服抗病毒藥物可有效抑制病毒並縮短病程，但抗病毒藥健保不給付須自費。超過五天以上則以止痛為主，如肌肉注射或是口服非類固醇抗炎止痛藥等。

帶狀皰疹造成的神經痛可由皮膚科醫師處方新型抗癲癇藥物、三環抗憂鬱藥物及止痛貼布等來減輕症狀。此外，侵入性治療如神經阻斷術，也可以有效改善神經疼痛。

預防方法

1 日常生活

充分休息，並保持適度營養，多攝取紅肉及含蛋白質的食物，以避免因免疫力低下而造成病毒感染的復發。

2 患者隔離

雖然帶狀皰疹不會傳染，但是沒長過水痘的人會因為接觸到帶狀皰疹病人而感染。所以家中若有孕婦及未感染過水痘的幼童應予以隔離，直到水泡結痂乾掉後才不具傳染力。

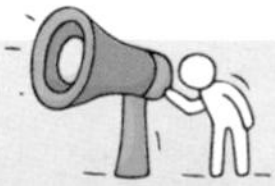

醫師小叮嚀

民眾應該對於帶狀皰疹有正確的認識，只要長過水痘的人，逾九成都帶有帶狀皰疹病毒。目前流行病學顯示，每個人一生中有三分之一的機率會得到帶狀皰疹，百分之六到十會得到第二次。臺灣每年約有一萬人感染帶狀皰疹，千萬不要相信「斬蛇頭」的民俗療法，除了會導致醜陋的疤痕外，還會造成次發性的細菌感染，嚴重的話會造成敗血症，應特別注意。

帶狀皰疹的發生率會隨著年紀的增加而上升，尤其是五十歲以上的族群，帶狀皰疹的發生率逐漸上升，皰疹後神經痛的程度及持續時間也與年齡有很大的關係。老年人發生帶狀皰疹並不少見，尤其有慢性病如高血壓、糖尿病、洗腎患者，會有較嚴重的症狀，如果長在臉部甚至會增加中風的機會，不可不慎，也提醒臨床照護者提高警覺，做好防護與及早發現治療。

對於流傳「皮蛇」纏身一圈就會死亡的說法，這是非常荒謬且毫無科學根據的流言。其實並非帶狀皰疹纏繞一圈會致死，主要在於如果帶狀皰疹是從兩處以上不同神經節長出來，代表患者的免疫力很差，此時被感染造成的死亡風險就很高。

雖然「皮蛇」纏身一圈就會死亡並非屬實，但是其併發症仍是我們必須要關注的。一旦罹患帶狀皰疹，包括皮膚症狀及神經痛，對於患者造成的痛苦非常的大，甚至精神方面的損耗，更是難以承受，特別是無法吃好睡好，對於生活品質及正常生活功能有很大的影響。

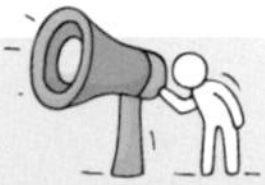

帶狀皰疹後的另一篇：你一定要知道！

帶狀皰疹最常見的徵兆是疼痛與皮疹，發疹前幾天，發疹皮膚周圍感覺到搔癢、刺痛或疼痛，這時必須即時就診，切勿聽信偏方，避免皮疹所引發之皮膚感染問題。

從臨床經驗來看，一般發作到出現皮疹約三到五天，但潛伏期有可能長達九十天，導致病患飽受神經痛之苦，卻全然不知可能已罹患帶狀皰疹，進而延遲治療時機。

根據臨床經驗，年紀大的患者，神經痛持續長達半年至一年以上者不在少數，這些患者經常痛到睡不著，甚至出現憂鬱症。八十三歲的李阿嬤說，「皮蛇」帶來的神經痛，她一輩子都不會忘記，得吃止痛藥或打嗎啡才能暫時緩解疼痛，讓她真正體會什麼叫做痛不欲生，還曾經痛到請孫子不只一次帶她去廟裡「斬皮蛇」。

正因為罹患帶狀皰疹帶來很大的痛苦，所以一定要趁早治療，只要在黃金四十八到七十二小時內使用抗病毒藥物，就可以緩解皮膚症狀，但是對於神經痛是否有效，目前仍沒有定論。年長者預防帶狀皰疹最好的方法，還是施打帶狀皰疹疫苗。

至於哪些人適合施打帶狀皰疹疫苗？國內核准的對象是50～79歲者，臨床研究證實，施打帶狀皰疹疫苗後，可以減少67％帶狀皰疹後的神經痛。即使施打疫苗後仍不幸發病，這支疫苗的保護力還是能夠有效降低六成急性疼痛的發生。

由於帶狀皰疹疼痛時間與年齡成正比，年紀越大的患者疼痛持續越久，對中老年病患造成嚴重生活困擾。免疫力較差或年紀較大的人，不論有沒有出過水痘，都有可能得到帶狀皰疹，建議施打帶狀皰疹疫苗，以減少「中獎」的機率。

四、令人又恨又痛的細菌感染

酒糟

症狀說明

老年人酒糟的症狀有時滿臉紅通通像喝醉酒，這是起因於血管擴張使皮膚上發生散狀紅斑狀的潮紅，有時會出現紅色丘疹及小膿包，嚴重時會有肉芽腫及皮脂腺增生的情形。男性發生機率比女性高，皮膚表面呈現較油性的外觀，沒有搔癢也沒有粉刺的形成，主要出現在臉部，尤其是鼻頭、鼻翼、兩頰，所以又稱為「酒糟鼻」，但偶爾也會出現在眼皮、下巴、脖子、上背及上胸部。

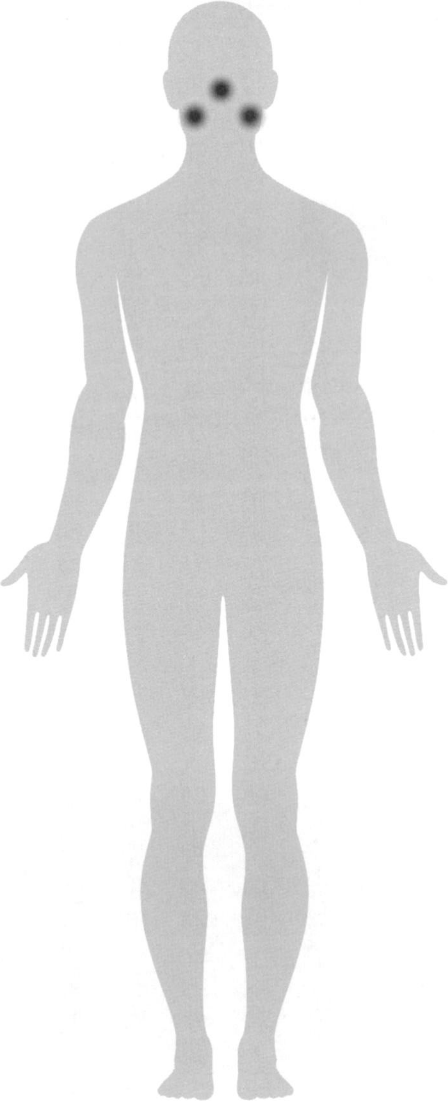

依據酒糟的嚴重性由輕而重分為三階段：

階段一

為陣發性的紅斑，可能因為紫外線照射、冷、熱及化學藥物的刺激、情緒起伏及辛辣食物引起臉部潮紅。

階段二

持續中等程度的紅斑出現，並有散出的微血管擴張現象。

階段三

持續深度嚴重的紅斑，加上很密的微血管擴張，此階段會有大的發炎性結節形成和組織增生，導致皮膚變厚、水腫像橘皮一樣，最後形成鼻贅瘤。

發作原因

目前形成原因仍不是很清楚，有研究指出可能與胃幽門桿菌及毛囊蟲的感染有關，其他如內分泌、紫外線、壓力，甚至長期口服慢性病藥，都有可能會導致酒糟的產生。基本上來說，與先天的體質及後天的誘發因素有關，進而造成血管擴張的現象。

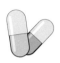

治療方法

口服藥物方面，有四環黴素、硝基甲嘧乙醇及A酸等。外用藥膏上，可以選擇克林黴素凝膠、紅黴素軟膏、輕效類固醇藥膏短期使用。抗生素也有抗發炎的作用。此外，Isotretinoin 對輕度到中度的病灶也有效。針對發炎的病灶，免疫調節劑非類固醇類消炎藥膏的效果也不錯。

如果臉部呈現持續潮紅及血管擴張，可以使用染料雷射或脈衝光改善血管擴張的問題。值得注意的是，局部類固醇及 Isotretinoin 也會誘使酒糟的產生，如果在治療期間皮膚狀況惡化，應該馬上停止使用並諮詢皮膚科醫師。

預防方法

雖然酒糟的病因還不是很清楚，除了降低臉的溫度、減少熱感外，另外可以藉由避免一些加重的因子來避免病情的惡化，如防止過度日曬、情緒壓力、酒精、咖啡、辛辣的食物、冷熱環境驟變、劇烈的運動及不當的化妝品等。

醫師小叮嚀

酒糟的發生率隨著年紀的變大而增加，而且不容易斷根，在六十五歲以上的老人中不算少見。老年人皮膚較為敏感，容易因為環境的變化而導致皮膚發炎或外觀產生變化。除了皮膚表現外，老年人也常見發生於眼睛的酒糟。

雖然酒糟不會對身體造成危害，但是其腫大的外觀可能會對心理造成影響。藥物的使用上須考慮使用後的副作用，肝腎功能不好的老人特別需要注意。

酒糟是一個可以控制的疾病，可以經由早期發現早期治療來改善。一旦出現皮膚紅腫等微血管擴張的現象時，即要注意周遭環境是否對病人來說有所變化，或是病人的身心狀況正在改變。

蜂窩性組織炎

症狀說明

蜂窩性組織炎對老年人並不陌生，雖然這種皮膚病本身跟蜂窩沒有任何關係，但是嚴重起來卻會造成皮下蓄膿，皮膚表面隆起，以外科手術切開引流後，外觀看起來就像蜂窩一樣。

蜂窩性組織炎其實就是表皮的細菌感染，細菌會先以毛囊炎來表現，或經由傷口感染進入表皮，若不經治療，或患者免疫力低下，數日後就有可能產生蜂窩性組織炎。外觀看起來紅紅的一片，摸起來微熱，壓了會有疼痛感。皮膚會出現不規則的紅斑，而且會紅、腫、熱、痛，紅斑的範圍會有逐漸擴大的趨勢。多出現在臉、軀幹及四肢。

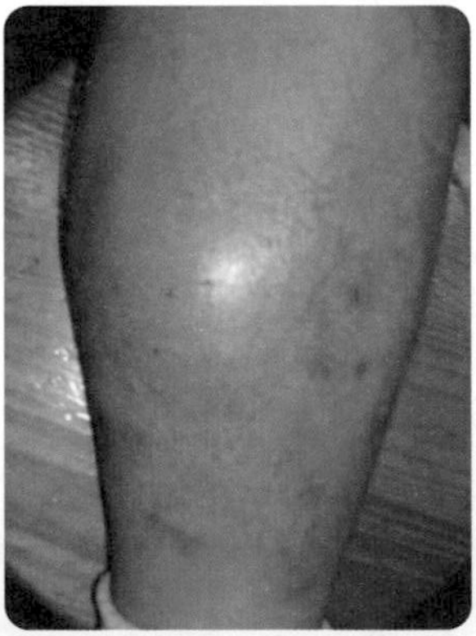

圖 2–11

右下腿紅腫發燙，紅斑範圍變大，並出現發燒現象。

發作原因

人體皮膚表面有許多正常的菌叢，如鏈球菌及表皮金黃色葡萄球菌，平時因為皮膚有抵抗細菌入侵的功能，如物理性阻擋及分泌弱酸性的物質抑制細菌生長，表面的細菌並不會入侵到真皮層。但是如果皮膚出現可以讓細菌趁虛而入的地方，如表皮傷口，細菌就有機會侵入皮膚組織，引起發炎反應。

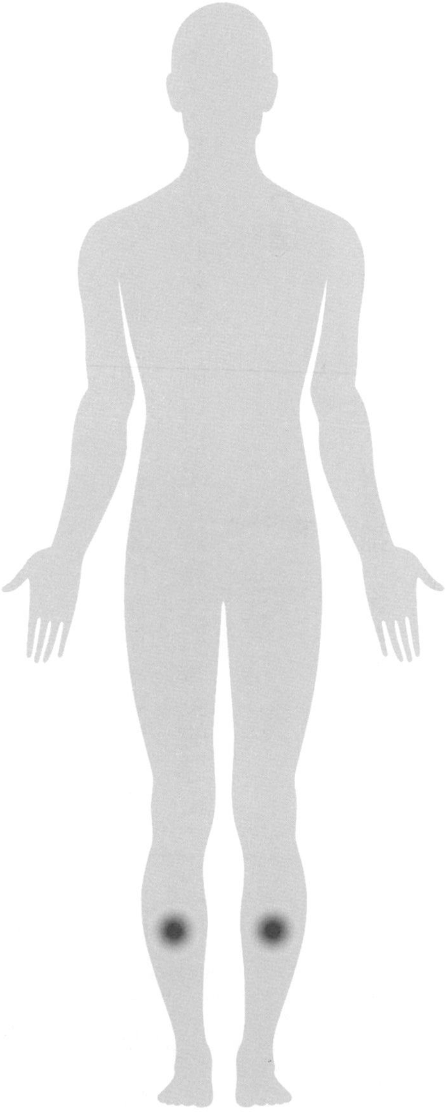

蜂窩性組織炎主要是由β-溶血性鏈球菌和金黃色葡萄球菌感染所引起，主要是有外傷，如抓傷或是蟲咬傷，導致二次感染；有些則為下肢浸泡汙水後不久，也會開始出現蜂窩性組織炎。

老年人皮膚免疫力較差，皮膚乾癢又愛搔抓，許多人可能都有糖尿病或其他肝腎疾病，這都會影響細菌在皮膚繁殖孳生的程度，表皮菌叢可能也和年輕族群不同，甚至會得到殺傷力或毒性更強的菌落。因此，老人家一旦出現蜂窩性組織炎會特別嚴重，需要小心觀察，包括抗生素的選用、症狀的改善及生命徵象的變化等，以免發生敗血症。

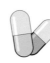

治療方法

如果症狀輕微的話，以口服抗生素如頭環孢子素或青黴素來治療七到十天，症狀即會慢慢改善；嚴重的，或是有合併全身性症狀如發燒、淋巴結腫大、敗血性休克等，就必須使用注射型抗生素治療，輔以口服的消炎止痛藥，甚至外科手術切開引流。

對於老年人，治療上要注意抗生素的劑量與肝腎功能之間的關係。無論療程多久，只要耐心治療，就可以阻止蜂窩性組織炎的惡化。

預防方法

1. 老年人皮膚乾燥敏感，盡量不要搔抓，可擦油性乳液保溼。身上皮膚如果有傷口一定要小心照護，保持清潔及做好殺菌，避免接觸汙水。

2. 腳一定要保持乾爽，香港腳要治療，不可搔抓，否則容易造成二次感染引發蜂窩性組織炎。

醫師小叮嚀

急性期的時候應該多休息、避免發燒。老人家最怕的就是傷口感染，家中可以準備一些消毒及換藥的衛材如生理食鹽水、優碘、棉棒、紗布及紙膠等，針對紅腫的傷口周圍，局部冰敷五到十分鐘。

癤

症狀說明

只要有毛囊的地方，就有可能會產生癤，好發於頭、面、頸、臀等部位，夏秋季多見。

癤在一開始時會在毛囊形成一個硬且具有壓痛感的紅腫結節，幾天之後皮下會有膿瘍形成。膿瘍可能會破裂，使得膿質分泌物釋出，病灶數天到數星期之後會緩解。

癤可能一次長一個，也可能一次長好幾個，尤其好發在屁股等密不通風的地方，且很容易復發。對於免疫力低下或患有糖尿病的老人家，膿包可能會較為嚴重，也有可能以多發性的結節來表現。

發作原因

主要的致病細菌為金黃色葡萄球菌，是皮膚表皮正常菌叢之一，會在人體免疫力較差時伺機侵入毛囊，是化膿菌侵入毛囊及周圍組織引起的急性化膿性炎症，並在毛囊周圍形成結節，稱為「癤」。此外，毛囊因為摩擦、密封或搔抓等因素而產生細菌的二次感染，也是導致癤的因素。

治療方法

以口服抗生素為主，如果紅腫嚴重及形成膿包，可以使用手術將它切開，讓裡面的膿流出來。

預防方法

1. 保持皮膚清潔及乾爽，夏日汗流浹背時要時常將汗擦乾，並穿著寬鬆通風的衣物。
2. 避免刺激性的食物如辣椒、咖啡、酒精，及太油膩的食物如速食等，減少汗腺及油脂的分泌。

醫師小叮嚀

避免搔抓皮膚上的癤，以免二次感染，導致蜂窩性組織炎。老人家因為免疫力較差，千萬不要擅自把癤摳掉或擠出，家中要準備消毒器具及敷料，做好殺菌及消毒的工作，防止細菌感染日益嚴重。

甲溝炎

症狀說明

甲溝炎在門診很常見，俗稱「凍甲」，為甲肉發炎的一種，主要在指甲周圍，包括兩側與近側的甲溝、甲肉，尤其是腳的大拇指的發炎現象，導致紅、腫、熱、抽痛，嚴重時甚至會出現化膿。

老年人慢性的甲溝感染會造成指甲變形，凹凸不平及變色，若是感染到綠膿桿菌則會變成綠色，影響外觀，很像灰指甲。若是這些感染沒有治療，甲溝持續發炎，則有可能因為

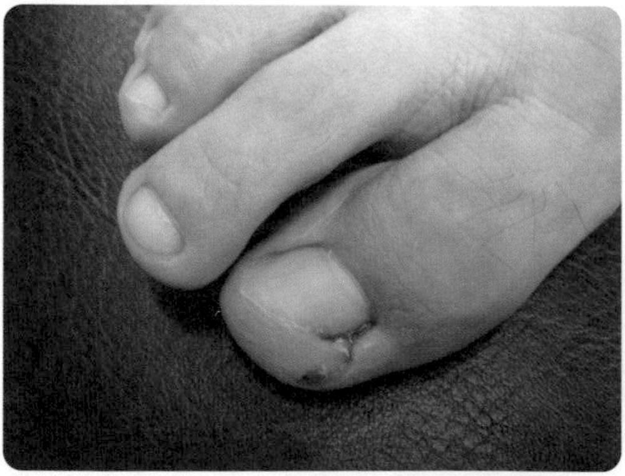

圖 2–12

男性右腳大拇指指側邊甲肉腫脹疼痛，並有滲出液。

蓄膿而導致化膿性甲溝炎，出現腫脹肉芽組織，不時分泌出膿液，易擦傷出血，最後可能會造成指甲變形、縮小。

發作原因

原本堅硬的指甲為何會出現如此情況，外傷是主要原因，常碰水和油的人也容易發生。老年人因為指甲脆弱，周圍的皮膚完整性容易受到破壞，使得病菌及刺激物質沿著傷口處進入皮內，而導致發炎。

依據病因與病程的不同，甲溝炎分為急性與慢性。急性甲溝炎是由金黃色葡萄球菌或外傷及指甲刺入肉內所引起，初期指甲局部紅腫，輕觸後會產生刺痛；若沒有及時處理，則於數天後開始化膿，並且有可能會延伸至甲床下方。老年人大都是慢性甲溝炎，病源主要為念珠菌和其他細菌，如格蘭氏陰性菌、黴菌等。

治療方法

治療方式視不同的病因而有所差異。針對急性甲溝炎，通常只要口服頭環孢子素或青黴素治療即可，約一週後消腫。慢性甲溝炎除了療程可達數個月之久外，還需要塗抹抗生素或抗黴菌藥膏。

一旦慢性甲溝炎急性發作，除了使用上述的方式外，還需要視情況作病菌的培養，來調整抗生素的使用，而且治療期間盡量保持指甲周圍的皮膚乾燥，必要時可以戴手套，但是不宜戴太長的時間，以免手部流汗導致發炎更嚴重。如果指甲甲溝有膿包形成，可以使用引流手術，將膿引流出來。

臨床上，如果甲溝炎不去治療它，就會造成指甲變形、變色的問題，影響指甲正常的保護功能。基於這個理由，一旦出現甲溝炎，不要輕忽，請諮詢有經驗的皮膚科醫師來處理。

預防方法

1. 指甲有美觀和保護的功能，指甲的健康同時也象徵了身體的健康，所以平時除了注意身體的變化之外，也要多注意指甲的完整。如果甲溝不小心受傷了，要確實做好包紮及塗藥，防止細菌感染。

2. 不要自己拿針或牙籤等尖銳物品清除甲溝或修剪甲皮，容易造成傷口及感染。

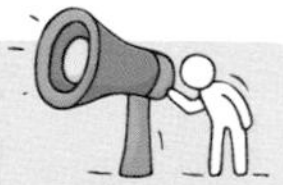

醫師小叮嚀

老年人常有灰指甲，指甲變形彎曲箝入甲肉，如果甲溝已經有發炎、紅、腫、痛的現象時，不要接觸刺激性的物質或水，可以使用手套來保護指甲，才不會讓感染的範圍擴大。

老年性青春痘

症狀說明

青春痘的正式名稱為「痤瘡」，因為常發生在青春期，所以俗稱「青春痘」，但青春痘並不是只會發生在青壯年人，老年人也會得到青春痘。

青春痘外觀呈現膿包樣或丘疹樣，散布在毛囊處，有的以白頭來表現，表示膿包出現在皮膚表層以下，一擠就破，伴隨皮脂及發炎細胞流出；有的青春痘長在較深層的皮膚，會以結節或是囊腫來表現。出現部位包括：臉、頸部、背部、前胸與肩部。

發作原因

皮膚的毛孔和真皮層的皮脂腺相互連接，與毛囊共用一個開口，皮脂腺負責產生皮脂，並經由毛孔分泌出來，當皮脂腺因為開口堵塞，導致皮脂累積於毛囊周圍時，便會產生青春痘。青春痘有四大病理機轉：

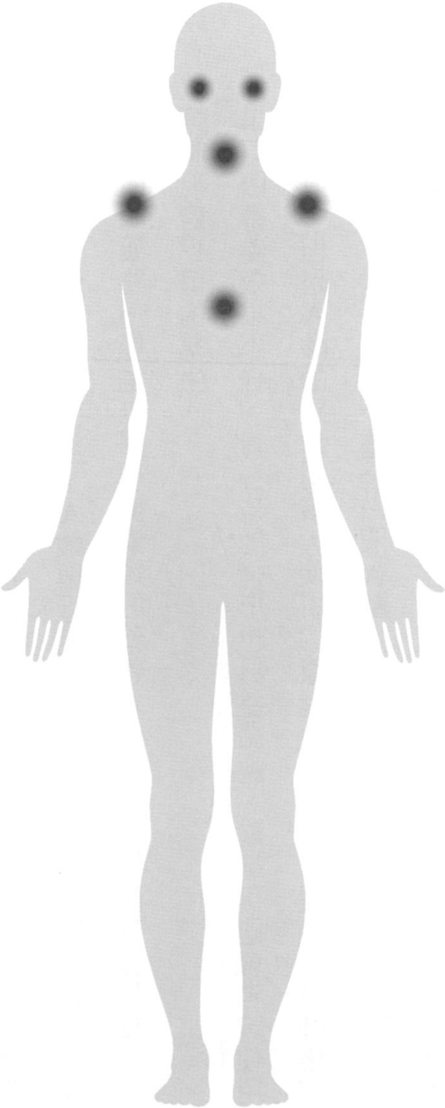

1. 毛囊開口出現角化異常，導致毛囊阻塞，產生「痘」。
2. 毛囊周圍皮脂腺旺盛，分泌過多油脂，加上毛囊阻塞，形成粉刺。
3. 毛囊周圍附近的痤瘡桿菌過度孳生，造成毛囊局部感染。
4. 皮膚產生發炎反應，引發毛囊發炎。

基本上，青春痘為皮膚毛囊與毛囊周圍皮脂腺因為毛孔阻塞，導致的發炎及細菌感染的現象，其中最常造成青春痘的細菌為痤瘡桿菌，是一種厭氧性的格蘭氏陽性菌，在生長時會產生丙酸，或稱初油酸，因此又稱初油酸桿菌。

當毛囊發生阻塞時，毛囊內的氧氣濃度便因此下降，促使厭氧性的痤瘡桿菌大量繁殖，並分泌酵素將皮脂腺分泌的油脂分解為游離脂肪酸。這些分解後的脂肪酸對皮膚產生強烈的刺激性，引起皮膚發炎，形成痤瘡。

治療方法

如果青春痘的狀況經醫師評估後較輕微，醫師會開立外用藥膏來塗抹，如外用抗生素（克林黴素、紅黴素）、A酸與杜鵑花酸等，再視嚴重程度合併使用口服藥物。口服藥物一般是以四環黴素類的藥物為主，與外用藥膏合併使用可以有效抑制痤瘡桿菌的孳生。

如果口服藥物效果不佳，青春痘的情形也日益嚴重，醫師可能會考慮使用口服A酸治療，但是A酸的副作用多，使用的療程也較長，需要經由醫師審慎評估後才能使用，但老年人不適合口服A酸。

青春痘在治療初期，可能就會發現痘痘慢慢消失，症狀逐漸改善，此時不要以為看到改善就自行停藥，因為即使部分的青春痘消失了，其他部位可能又長出來，如果斷然停藥，反而會讓青春痘越來越多。一般而言，青春痘的療程約持續六到八週，一些較為嚴重的可能會長達三個月到半年。

預防方法

1 正確的洗臉

很多人會擔心洗臉會將臉部的油脂去除，事實上，適度的洗臉不僅可以幫助去除過多的油脂，還可以保持皮膚的光滑乾淨。一天洗三到四次以上都沒有關係，重點是要將臉洗乾淨。先用冷水讓皮膚溼潤，再將洗面乳或肥皂放在手掌上搓出泡沫，形成泡沫後才抹在臉部，尤其是比較容易出油的地方如額頭及鼻頭，輕輕抹一下，隨即用清水沖洗乾淨，注意不要過度摩擦及搓揉皮膚。一天洗個數次，洗澡時也利用相同的方式，在身上易出油的地方塗抹沐浴乳或肥皂，保持皮膚的清潔。

2 注意飲食

避免辛辣或刺激性的食物，因為這些食物會刺激皮膚油脂的分泌，促使青春痘產生。

3 正常生活作息

切記不要熬夜，睡眠要好。老年人很容易失眠，會引起代謝不平衡。避免吃宵夜，增加身體的代謝負擔。

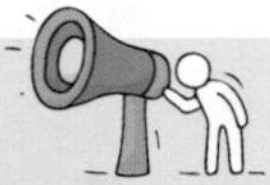

醫師小叮嚀

老年人一旦長出青春痘，有時是藥物所引起，像肺癌病人吃化療藥艾瑞莎就會長如青春痘的疹子，切記不要去擠或去摳它，以免再次感染或使皮膚產生疤痕。如果要使用化妝品，記得使用時間不要太久，否則會影響毛孔通風，選用時也應選擇標示「不引起粉刺生成」的化妝品。此外，部分青春痘藥物會引起皮膚曬傷，因此要避免陽光曝曬。

五、使人聞之喪膽的皮膚腫瘤

上皮囊腫

症狀說明

在門診常會聽到老年人抱怨：「醫生啊，我的背和手臂上長出了一顆顆硬硬的小腫塊，反反覆覆有時大有時小，壓的時候會痛，不壓的話不會痛，雖然不會癢，也沒有影響我的日常作息，但是皮膚上的這些小腫塊已足夠讓人擔憂了。」經過醫師診視後，發現原來這些小腫塊就是上皮囊腫。

上皮囊腫為皮膚科最常見的皮下囊腫之一，是一種囊狀的良性腫瘤，位於皮膚深部，常見於頭皮、臉、胸、背部及臀部。因為腫塊裡包含了許多乳白色粉刺樣的分泌物質，所以又稱粉瘤。上皮囊腫看起來就像是一個膚色的隆起物，質地柔軟，摸起來稍有彈性，靠近一看，可以發現腫瘤處略呈灰黃色，中心可以發現有一個藍黑色的小點，有時候稍微擠壓一下，可以發現乳白色的物質從小孔中流出來，摸起來粉粉的，為上皮囊腫的內部特徵。

事實上，囊腫的內容物是堆積的角質層，原本應該往外脫落的角質層卻往皮膚內部堆積，形成皮垢。外觀上有些上皮囊腫較為表淺，呈現半球狀突出於皮膚表面；有些則位於深層，必須依靠觸摸及施壓才能感覺到上皮囊腫的位置及大小。

急性發炎時，囊腫很腫大而且脹痛，此時開口明顯像黑頭粉刺一樣，在用力擠壓之後可以發現白色膏狀的內容物從毛孔流出來，拿近一聞會有酸敗惡臭的氣味，有時候還可以發現有硬硬的鈣化現象。

發作原因

可能是個人體質關係，雖然目前對於上皮囊腫的形成還沒有定論，也無法確定說哪些原因會造成角質層往內堆積的現象，油性膚質或有些人身上就是會出現許多這些腫塊，尤其老年人。

另外有部分學者認為上皮囊腫其實是由毛囊產生的皮膚囊腫，而不是表皮往內陷入造成的。因為它會出現在一些特殊的部位，如鼠蹊部、膝蓋或手肘處，長期的摩擦也被認為是原因之一。

治療方法

上皮囊腫需不需要治療，要看囊腫本身和病人的狀況。太小的囊腫因為沒有發炎影響不大，可以不用處理；太大的囊腫若是腫脹疼痛，則以手術的方式切除。雖然不少人可以與上皮囊腫相安無事，但也有部分人會有反覆的腫痛感，甚至發炎感染的現象。

目前尚無任何藥物可以預防或是治療上皮囊腫，如果手術切除夠完整的話，可以解決囊腫造成的困擾。對於已經感染的腫塊，需要先將囊腫切開清瘡，直到病灶沒有感染的跡象後，才會將囊腫外圍覆蓋的薄膜整個切除。如果薄膜切除不完整，上皮囊腫很容易復發。除此之外，針對感染病灶，須投予抗生素作殺菌治療，預防其演變成蜂窩性組織炎。

通常小的病灶對外觀的影響不大，也不需要治療，但是若有症狀而且會影響生活機能的病灶，除了會影響外觀之外，還會有反覆感染的機會，所以會建議病人作進一步的處理，以免導致小小的上皮囊腫瘤惡化成蜂窩性組織炎，那就不好了。

預防方法

1. 飲食清淡、不重口味，甜食及油炸食物盡量少吃。平時避免穿著太緊的衣物而摩擦皮膚，也可以預防囊腫的形成。
2. 皮膚的清潔很重要，要定期清洗身體，不要讓皮膚的老廢角質過厚，當然也盡量少抽菸，減少復發刺激。

醫師小叮嚀

老年人一旦皮膚上出現上皮囊腫，切記不要過度擠壓，因為會造成內部的囊腫破裂，使內容物四散，引起異常的免疫反應而導致皮膚發炎。

日光性角化症

症狀說明

又稱日光性角化症或老年性角化症。皮膚慢慢出現帶有粗糙鱗屑不規則的斑塊或丘疹，呈現粉紅或是灰色的病灶，大小可由一元到十元硬幣大，多出現在臉、

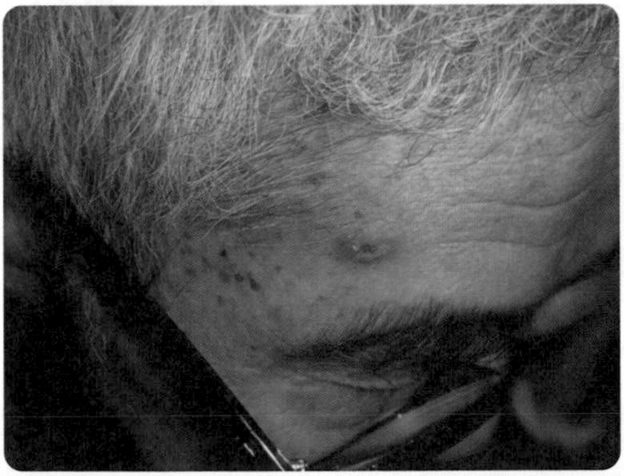

圖 2–13

78 歲男性長期日曬，右側額頭出現一粗糙鱗屑不規則的灰色斑塊，微癢久久不消，經切片為日光角化症。

手臂、頭皮、眼瞼及嘴唇等。臨床上看似老人斑，其實這是一種最常見的皮膚癌前病變。日光角化症初期可能呈現帶有角質皮屑的丘疹，之後可能形成厚硬的鱗狀病灶。

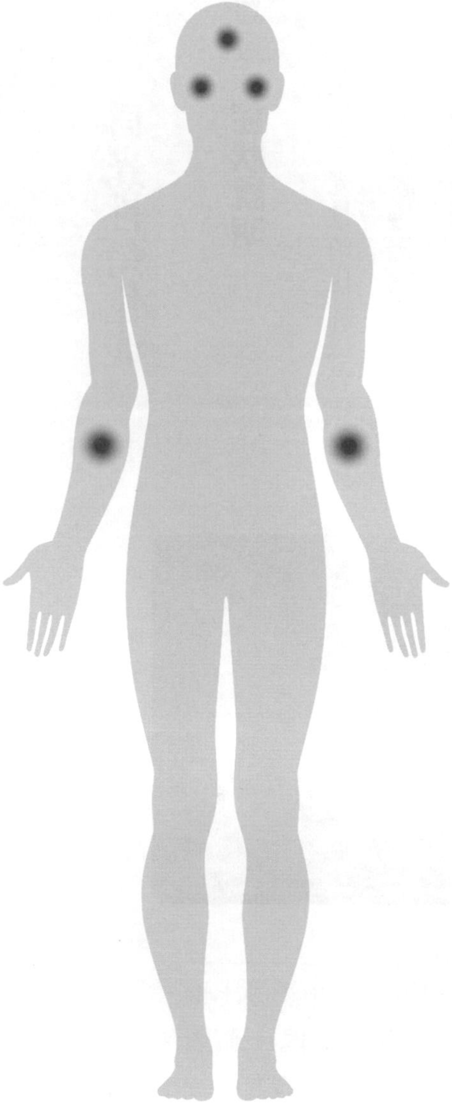

發作原因

老年人是高危險族群，因長期接受強烈紫外線的照射，導致皮膚細胞產生變性與癌化，約高達百分之二十的病人會惡化成鱗狀上皮細胞癌。長期在日曬下工作而沒有做好防曬的人，如許多務農的年長患者或愛曬太陽又不防曬的老年人，臉上出現灰色類似老人斑的病灶，經檢查發現病變中還混雜基底細胞癌及癌前病變。由於這種皮膚病有癌化的可能性，如輕忽而未加以防範及治療，則有可能因為癌細胞轉移而嚴重影響健康。

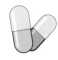

治療方法

因為日光角化症為皮膚癌前病灶，處理上以根除為主，因此像手術切除、電燒、雷射及液態氮都是可以考慮的治療方式。其中液態氮較常使用，利用零下一百九十六度的低溫讓皮膚表層組織壞死脫落，治療後除了稍微的疼痛感之外，有時候皮膚會有水泡，屬正常現象，但是須小心照顧。其他的治療方式視病灶深度決定，較深的需要電燒或切除手術才能斬除乾淨。

預防方法

1. 日光角化症主要的病因為紫外線過度照射，所以首要預防的方式即為避免陽光的曝曬，減少長時間在烈陽下工作及活動，必要時以衣物或陽傘遮擋，並塗抹防曬乳。
2. 依據醫學統計，每10個日光角化症者，就有1個會變成皮膚癌。所以皮膚出現紅棕色，或膚色不均勻的斑塊時，最好能切片檢查。

醫師小叮嚀

日光角化症好發於中老年人，常被誤認為老人斑，所以若因為誤診而延誤治療時機，尤其是當癌化的皮膚細胞已經轉移到其他器官時，治療上就會變得更加困難。因此在病灶還處於早期階段時，就應做好完整的治療。

老年人應當避免出外照射過度的陽光。此外，一些務農或是常登山的老年人，除了要穿戴防護之外，切記水分的補充，以免出現脫水的現象。

惡性黑色素瘤

症狀說明

又稱黑色素細胞癌，為惡性度最高的皮膚癌，好發於老年人，發生率約為十萬分之一，很容易轉移，致死率也很高，從發現到死亡僅數個月。臨床上，皮膚會產生不正常且不均勻的黑色素沉澱，不會痛也不會癢，會有向外擴散的現象。

依據不同的型態可區分為四型：

1 結節狀黑色素瘤

外表呈現硬結節狀，侵入皮膚較深。

2 肢端黑色素瘤

主要出現在腳底或趾縫間，好發於東方人。

3 表淺擴散性黑色素瘤

出現比例最高。

4 小痣色素性黑色素瘤

主要是老年人長期曝曬在陽光下所造成，常出現在臉部且不容易轉移。可以出現在身上任何一個部位，包括臉、脖子、軀幹、四肢等。有色人種的惡性黑色素瘤最常發生於腳掌，而且癒後較差；而亞洲人則好發於肢端，如手指、腳趾、手掌、腳掌及趾甲等，但也可能發生於身體任何一個地方。

發作原因

可能與日曬或長期外界環境刺激有關，造成黑色素細胞不正常增生，遺傳也可能是因素之一。

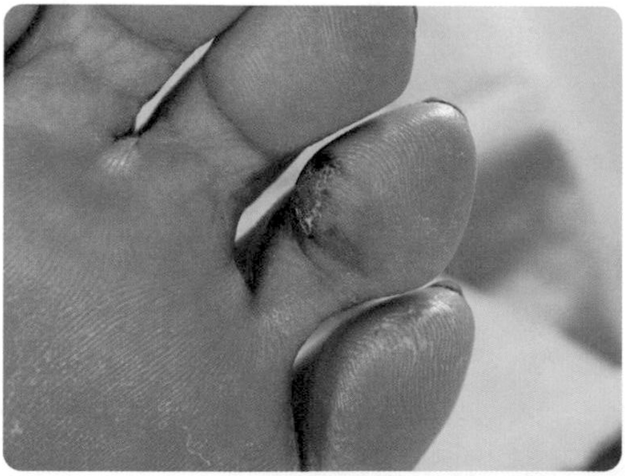

圖 2–14

72 歲男性左腳第四及第五小趾有浸潤深淺不一的黑色斑塊，為肢端黑色素瘤，也是東方人好發的型態。

治療方法

過去，惡性黑色素瘤的治療局限於手術切除、化療及放射治療。針對晚期癌變患者，化療雖然已經普遍使用，但是因為此為皮膚原發的惡性瘤，容易在早期時便由淋巴轉移，因此對於化療、電療及放射線治療反應不佳。

手術切除仍然是惡性黑色素瘤治療上的首要方式，因此，本著及早發現，及早治療，早期的病人在切除後存活率可以到百分之七十，原位癌甚至可以高達九成，但是越晚期的病人其於病灶切除後的存活率越低。

此外，衛福部核准的BRAF標靶藥物，透過阻斷細胞訊息傳導路徑而達到抑制腫瘤的功效，可以用於無法手術切除或是已轉移的惡性黑色素細胞癌。

預防方法

只要發現皮膚黑色素有怪怪的，就應找醫師檢查。若腳底有黑色素痣，也要常觀察是否有變化。除了皮膚外，若指甲有黑色條紋或黑色斑塊，也要做仔細的檢查。

紫外線的照射是皮膚癌發生的原因之一，惡性黑色素瘤也不例外，對於先天雀斑多、黑痣多或容易曬傷的人，應該做好防曬工作，以免黑色素細胞發生癌變。

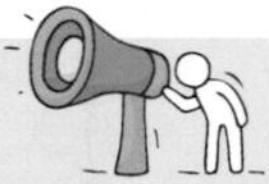

醫師小叮嚀

老年族群中的惡性黑色素瘤的發生率及死亡率都較年輕族群高，可能原因除了老人皮膚較容易受紫外線影響之外，晚期發現及治療也是造成死亡率較高的原因。臨床上，老人皮膚可能會出現深色的老人斑、色素沉澱及疣狀突起物，造成深色隆起腫塊，但老人對自身的皮膚病灶可能疏於警覺及防護，導致診斷的延後，因此對於老人家身上的各種深色腫塊應該特別小心。

依據下述ABCDE的診斷要訣，可早日發現黑色素瘤：

1. A (Asymmetry) 不對稱性

惡性黑色素瘤常呈現不規則形狀，且兩邊不對稱。

2. B (Border) 邊緣不規則

黑色素瘤邊緣常參差不齊，呈鋸齒狀。

3. C (Color) 顏色不均勻

惡性黑色素瘤常參雜粉紅色、白色、藍黑色等多種色調，而普通痣通常為棕黃色、棕色或是黑色。

4. D (Diameter) 直徑

黑色素細胞瘤一般直徑都大於零點五公分以上。

5. E (Elevation) 表面隆起

惡性黑色素瘤會從皮膚表面隆起，且表面不光滑，以此與普通痣區分。

總而言之，只要痣看起來怪怪的，而且面積快速增大、顏色迅速加深、經常出血或常發生潰瘍、附近有黑色點狀病灶出現、局部出現疼痛、刺癢或灼熱感及臨近淋巴結腫大時，通常都是惡性變化的徵兆，需要特別小心，應及時去醫院檢查，以免延誤治療時機。

基底細胞癌

症狀說明

基底細胞癌是老年人最常見的皮膚癌，特徵是皮膚上會出現突出的黑色或棕色小斑塊，斑塊周圍看起來光亮突出，可以看見伴隨有血管擴張的小腫塊；中間的病灶呈現破皮糜爛或是侵蝕性潰瘍，會反覆發作。常出現在臉部、頸部及手臂等容易受太陽曝曬的地方；但也有部分長在乳頭、軀幹、會陰及肛門處。

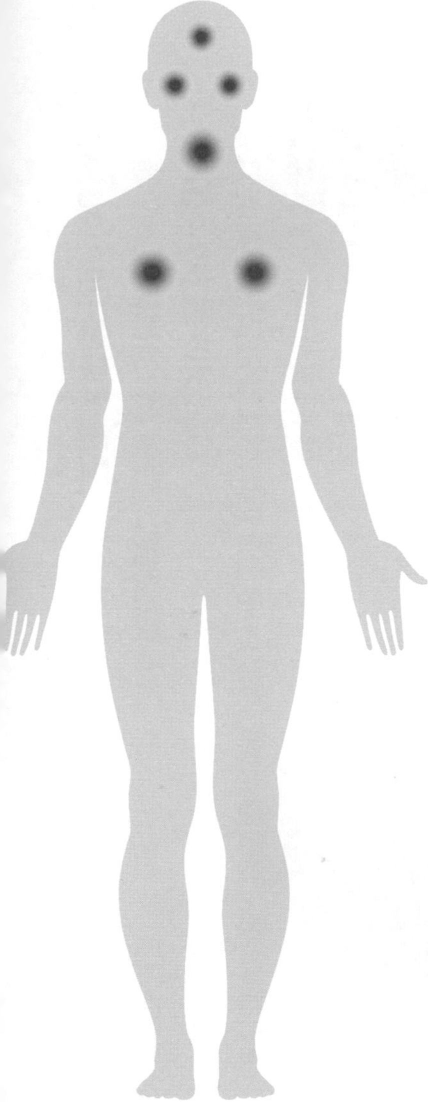

基底細胞癌臨床上可以分為四型：

1 **結節型**

為最常見的亞型，會出現圓形隆起的丘疹及帶有微血管擴張形成的表面。

2 **色素型**

較易發生於皮膚較黑的人。

3 **表淺型**

主要出現在軀幹及四肢，會呈現脫屑紅斑性腫塊。

4 **硬皮或硬化型**

呈現不規則的邊緣及皮膚硬化的現象，在診斷及治療上都較前者困難。

由於基底細胞癌常出現於陽光曝曬的區域，因此若於這些區域出現典型的深色隆起不規則病灶時，即要高度懷疑皮膚癌的可能性。

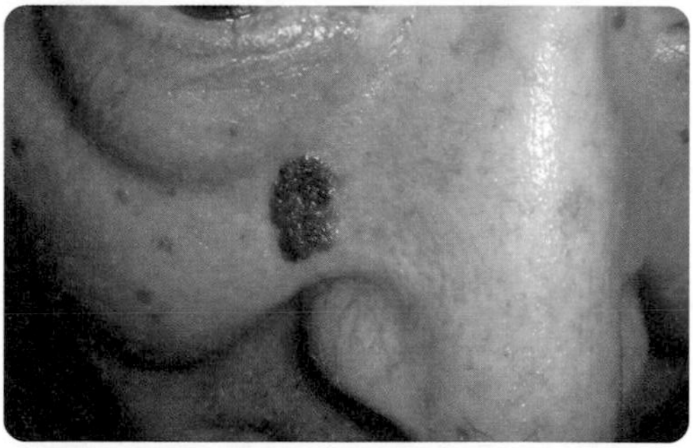

圖 2–15

82 歲女性右臉有一棕黑色粗糙斑塊，摳掉會出血。

發作原因

基底細胞癌的發生大多與長期紫外線的照射有關，常在烈陽下活動的老年人，是基底細胞癌的高危險群。雖然這種皮膚癌不太會轉移，但是有很高的復發機會，「金鋼狼」休・傑克曼，自爆鼻樑上長了基底細胞癌，四年內復發了六次，頻率之高令人咋舌。加上病人不會有痛感或搔癢感，以及惡化速度緩慢，因此很容易掉以輕心，忽略了治療時機，使得腫塊越來越大，造成切除上的困難。

治療方法

針對基底細胞癌，手術切除是主要的方式，只要切得乾淨就不容易復發。另一種手術方式又稱「莫式顯微手術」，利用顯微切除的方式將較為棘手、反覆發作的基底細胞癌病灶移除，同時保留住皮膚的局部結構。此外，也可採用冷凍、電燒、刮除及塗抹化療藥膏等方法，但是復發率較高。

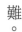

預防方法

1. 首要預防的工作即是減少在烈日下的陸上或是水上活動，避免從事需要在陽光曝曬下的工作如務農或是捕魚等。對於在戶外時易照射到陽光的皮膚區域塗抹高防曬係數的防曬乳，也可以防止基底細胞癌的產生。
2. 大約3個月就要定期自我檢查皮膚，如果發現皮膚有腫塊，含變大、顏色改變、潰爛及疼痛，或是容易出血及傷口不易癒合，都應尋求醫師的診治。

醫師小叮嚀

老年人的皮膚抵抗紫外線的能力較差，所以雖然不若年輕族群有較長時間的曝曬，但是卻很容易因此造成病變。基底細胞癌即是一個好發於中老年人的典型例子；因此，對於老年人皮膚的防護一直是諸如日光角化症、遲發性皮膚紫質症及基底細胞癌等易受紫外線影響而誘發或是惡化的皮膚疾病所強調的重點。

老年人平時應該避免長時間待在有陽光的戶外，並做好防曬的工作。然而，這並不是說應該完全躲在室內，完全避免陽光的照射，因為適度的紫外線可以防止骨質疏鬆，對老人家有幫助，因此在日常生活上要特別注意照射程度的衡量。

鱗狀上皮細胞癌

症狀說明

也稱皮樣癌，好發於五十歲以上的男性，為一臨床表現多樣的皮膚癌，可能呈現扁平或隆起較硬的不規則脫屑紅斑，也有可能呈現糜爛或是潰爛的現象，以單一或是多發的病灶表現，有時會伴隨輕微疼痛及搔癢感。大部分出現於頭頸部，但是手、手臂、軀幹、下肢等都是常見的區域。

臨床上，鱗狀上皮細胞癌通常會在皮膚上出現癢及刺痛的糜爛丘疹，有時會以增生不規則突起來表現，若置之不理，可能會在日後變成大潰瘍及癒合不全的傷口，有時也會伴隨出血。

發作原因

目前已知很多原因會造成皮膚細胞癌化成鱗狀上皮細胞癌，例如：紫外線的照射、砷中毒、熱傷害、放射線、慢性皮膚潰瘍、燙傷及病毒感染等；其中，慢性砷中毒會造成臺灣過去在西南沿海一帶相當知名的「烏腳病」，在患者肢端發生多處壞疽的烏黑病灶，並伴隨一些不痛不癢、糜爛狀的斑塊，為鱗狀上皮細胞癌的早期病灶。

病毒感染方面，人類乳突病毒會進入上皮細胞，導致上皮細胞異常增生及癌化，終致鱗狀上皮細胞癌之產生。外科手術後或創傷的病人，若皮膚傷口久未癒合，或是在同一個地方反覆出現糜爛潰瘍，如糖尿病足，也會在日後導致上皮細胞癌化的現象。

若有長期接觸上述致病因子，加上皮膚出現具特徵的紅斑、糜爛及潰瘍的病灶，要小心罹患鱗狀上皮細胞癌的可能。

治療方法

根據鱗狀細胞癌的大小、形狀、位置以及侵犯皮膚的深度，可以使用放射、化學治療、手術切除及電燒等方法。非手術治療的方法包括局部化學療法、局部免疫療法、放射線治療和系統性化學療法等。

預防方法

1. 為了防止皮膚因為異常增生、糜爛、潰瘍而出現癌化，平常應該避免前述所提到的致病因子。防曬乳的塗抹、傷口處理、糖尿病足的治療等，都可以遏止上皮細胞的癌化。
2. 老年人也不要過度接受放射線檢查，以免皮膚照射部分產生病變。

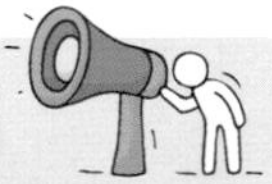

醫師小叮嚀

老年人皮膚若長期暴露於危險因子（紫外線、砷、病毒、熱等）中，會使得上皮細胞因為基因累積的突變而產生癌化。雖然轉移性較低，但還是有明顯的惡性趨勢，如果患者疏於注意或持續不理，皮膚癌會慢慢侵入到皮下組織及神經血管，恐怕會擴散轉移至其他器官危及生命。尤其位於嘴唇和耳朵部位的鱗狀細胞癌，有很高的惡性轉移指標。

年齡的增加，使皮膚的自我修護及再生能力減弱，因此可能導致患有鱗狀上皮細胞癌的老年人有較嚴重的病灶、範圍較大的皮膚糜爛，甚至潰瘍也比較容易轉移。

皮角

症狀說明

皮角為皮膚的角化性腫瘤，好發於中老年人，以男性較為多見，形似角狀突出物，因而稱為皮角。一般發生於陽光暴露部位，多見於臉、頭皮、頸部等曝光處，也可以見於眼瞼、軀幹及龜頭等處。

皮角生長多為單獨發生，少數可能會在身上多個部位發現皮角，呈圓錐形或圓柱形角質增生。

皮角在高度上可以高達數公厘至數公分，外形呈現筆直、彎曲或扭曲狀，大者可以如羊角狀或是分支如鹿角，表面粗糙不光滑。雖然大部分皮角為良性

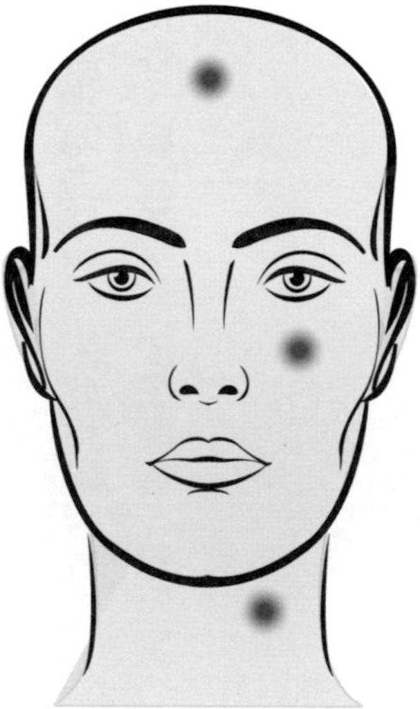

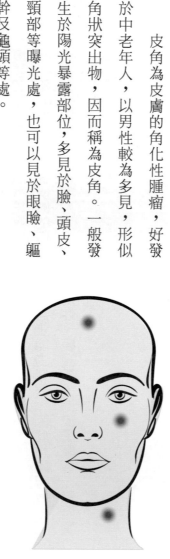

的，但也屬癌前病變的一種，有少數病例會產生惡性的病灶。

發作原因

為何皮膚上會出現這些角狀突起，目前還不清楚，不過一般認為跟長期紫外線的照射有關，皮膚角化過度就形成了皮角。另外，皮脂腺癌及鱗狀上皮細胞癌也會引起皮角；其他則有報導認為燒傷後的結痂組織，及人類乳突病毒的感染也與皮角的產生有關。

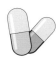

治療方法

皮角為角質增生後造成的現象，摳掉之後又會再長出來，因此治療上以手術根除為主。若是病理切片證實為惡性的病灶，則須在切除後視情況以化療或是放射線輔助。

預防方法

1. 主要以防曬及避免皮膚過度搔抓來避免皮膚角質的增生。
2. 多吃含維生素C的蔬果，如柑橘類、櫻桃、芭樂、奇異果；花椰菜、菠菜等含有抗氧化成分，可以減少對皮膚不好的自由基形成。

醫師小叮嚀

老年人的皮膚最容易出現皮角，平常若發現老年人皮膚上出現角狀突起，應該要特別小心，因為雖然皮角的生長緩慢，但是當基底部出現潮紅、出血及浸潤時，即有可能出現惡性的變化。因此對於出現於皮膚上的角質增生病灶，應予以切除，並觀察其病理組織是否有出現惡性的症狀。

老年性粉刺

症狀說明

一位老先生述說他的臉上有許多黑點病變，已經很多年了，而且越來越多，不會痛也不會癢，只是讓人有點擔心。經醫師診視後，發現原來是老年性粉刺在臉上作祟。不會痛也不會癢，外觀看起來像是芝麻散布在皮膚表面，多在臉、前胸、後背、肩膀及脖子出現。

發作原因

老年性粉刺與青春痘或是黑頭粉刺外觀類似，但本質上不相同。這是一種皮膚老化後變性的現象，因為毛囊周圍無法產生正常的彈性纖維，導致毛囊擴張，使粉刺堆積與囊腫形成。因為毛孔的開口並沒有阻塞，所以粉刺與外界空氣接觸，被氧化後產生黑色的光澤。

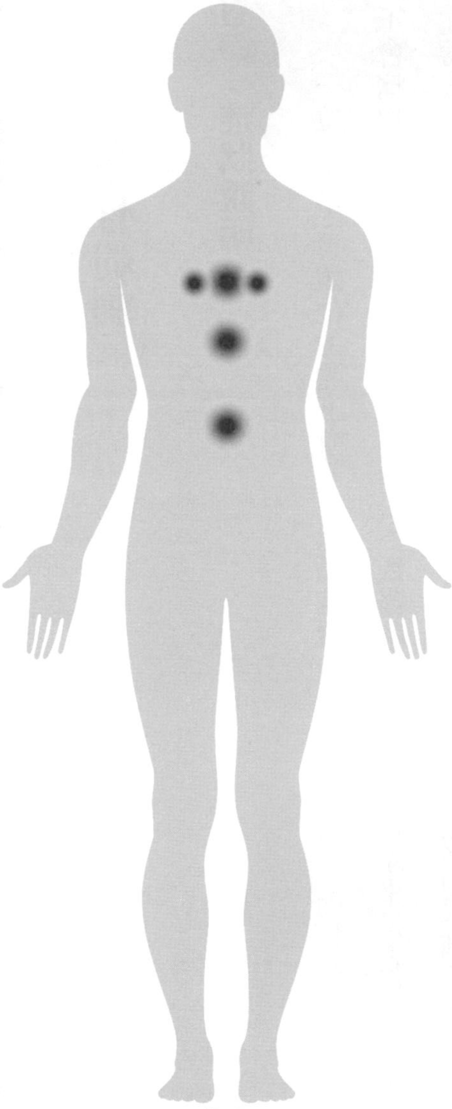

背面

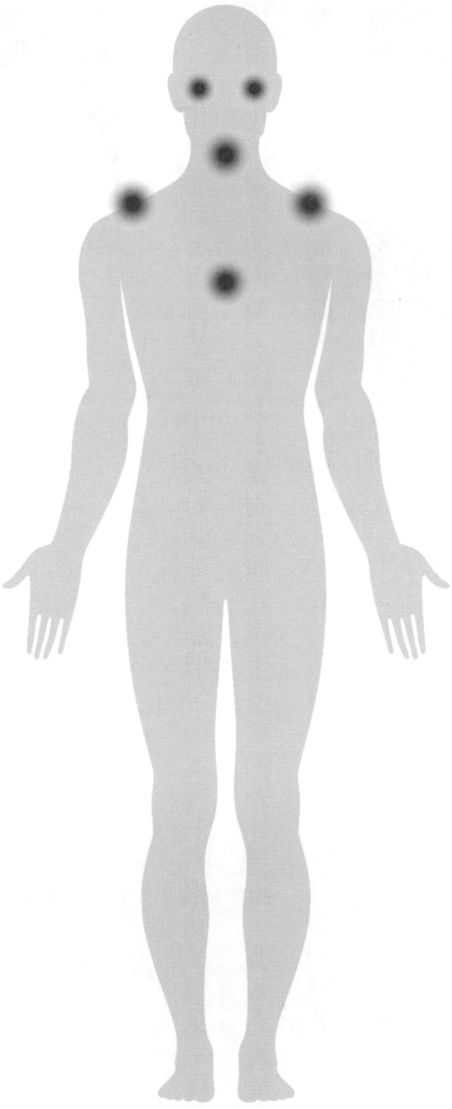

正面

治療方法

治療上可以塗抹維生素Ａ酸，藉由抑制毛囊角化達到改善粉刺的目的，也可以經由減少皮脂的分泌而減少粉刺的產生。此外，老年性粉刺是因為粉刺堵在毛囊開口而被氧化，所以可以嘗試將粉刺擠出，但在過程中須保持清潔，不要造成皮膚傷口。如果上述的方式都不盡理想，經過醫師評估後可以考慮使用雷射的方式消除粉刺。

預防方法

1 規律的生活

晚上十點至凌晨兩點是皮膚代謝最旺盛的階段，應該要養成早睡早起的習慣。

2 注意飲食

避免酒精、香辣的佐料（如辣椒、胡椒及薑等），因為這些食物會使血管擴張，增加皮脂的分泌，加速粉刺的產生。另外，多吃富含纖維質的蔬菜水果改善便祕，也可以有效預防粉刺發生。

3 皮膚保養

做好防曬、均衡飲食及戒菸，防止皮膚老化。此外，使用保溼劑保持皮膚溼潤，避免乾燥。

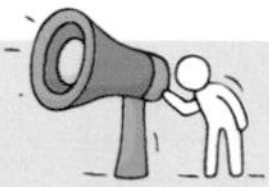

醫師小叮嚀

老年人皮膚毛囊老化，使得臉上容易出現芝麻樣的粉刺，因此平時做好保養，避免陽光曝曬及吸菸，可以延緩皮膚老化，使老人家也可以有健康年輕的皮膚，遠離惱人的粉刺。

六、惱人不易揮去的免疫性疾病

天疱瘡

症狀說明

天疱瘡為一種皮膚自體免疫水泡疾病，是自體抗體攻擊表皮結構，導致水泡的產生，是最嚴重的一種皮膚水泡疾病。天疱瘡好發在四十到六十歲以上的人，起初多在臉部、頭皮、前胸以及脖子等處發生，除了全身皮膚出現水泡及糜爛之外，還會在黏膜出現糜爛病灶，特別是口腔黏膜，導致疼痛及吞嚥困難，而且因為全身多處皮膚結構受到抗體破壞而起水泡，使得皮膚的正常防衛及保溼功能喪失，而淺層的水泡因為容易破掉，導致次發性細菌感染及脫水的現象，部分病患也因出現敗血症，造成多重器官衰竭而死亡，加上免疫活性難以完全控制，雖然投以大量類固醇，仍然難以達到完全根治，算是皮膚科裡十分棘手的水泡疾病。

天疱瘡可以分為深層型及淺層型：

1. 深層型天疱瘡：尋常型、增殖型天疱瘡。
2. 淺層型天疱瘡：落葉型、紅斑型、流行性落葉型天疱瘡。

深層型中，尋常型天疱瘡為最嚴重，常會造成全身皮膚及黏膜大範圍的侵犯，導致破皮及潰瘍。尋常型發病常常由口腔黏膜開始，起初常會以為是鵝口瘡而誤診，等到軀幹皮膚出現水泡時，自體抗體已經堆積在全身皮膚各處了。此外，尋常型天疱瘡病人的皮膚或水泡，經由手指輕輕一推後，就會導致新的水泡產生，或是破皮而流出組織液，這種現象特稱為 Nikolsky 徵候，是鑑定天疱瘡的依據之一。

淺層型中，落葉型天疱瘡很少有黏膜的侵犯，所造成的皮膚病灶範圍也較小。其好發於上背部、前胸及臉上，若是只出現在臉部的紅斑型天疱瘡，其位置會與紅斑性狼瘡一樣，形成粗紅的脫屑紅斑。

發作原因

大部分的中老年人因有長期慢性病、免疫功能降低，及口服多種藥物，因此容易誘發。至於為何會產生這種自體抗體，目前還沒有定論。有可能因為某些外來物質進入人體後，與身體內的蛋白質結構類似，而意外產生了對抗自體結構的抗體，導致皮膚細胞間的結構遭破壞而形成水泡；一些抗高血壓藥物也被認為與天疱瘡的形成有關。

治療方法

由於天疱瘡為自體免疫疾病，因此治療上不乏類固醇的使用，其中最常使用、療效也最快的是口服類固醇，以減少水泡的擴散。維持劑量半年後，再依據臨床病程的改善與否予以減量。

塗抹型的類固醇藥膏僅能用在輕微落葉型天疱瘡的患者；對於較嚴重的住院病人，可以使用注射型的類固醇來控制病情發展。除了類固醇之外，也可用免疫抑制劑來輔助治療，以達最好的控制效果。

預防方法

1 均衡飲食

雖然目前尚無明確文獻指出何種食物會造成天疱瘡，但是均衡的飲食為增強免疫力的不二法門。

2 正常的生活作息

避免身體過度勞累及生活壓力過大，以減少免疫疾病的產生及惡化，並搭配日常生活多做運動，都是預防免疫疾病產生的好方法。

醫師小叮嚀

皮膚科的住院病人中，有很多是因為天疱瘡長滿全身導致的嚴重疼痛、破皮糜爛及細菌感染發燒、全身衰弱，其中有很多患者因水泡破裂形成恐怖的外觀，造成自己和照護者心理上的打擊，加上疾病進展時所造成的痛苦，使得雙方備感壓力。因此，唯有勇敢接受治療，耐心地照護，以及雙方心理的支持，才能為罹患天疱瘡的老年人重拾治療的信心，與照護者一起面對這種嚴重的水泡疾病。

類天疱瘡

症狀說明

類天疱瘡多好犯於六十歲以上的老年人，男女發生比例相近，跟天疱瘡一樣，也屬於皮膚的自體免疫水泡疾病。會發生在胸腹部、腋下、腹股溝區及四肢屈側。

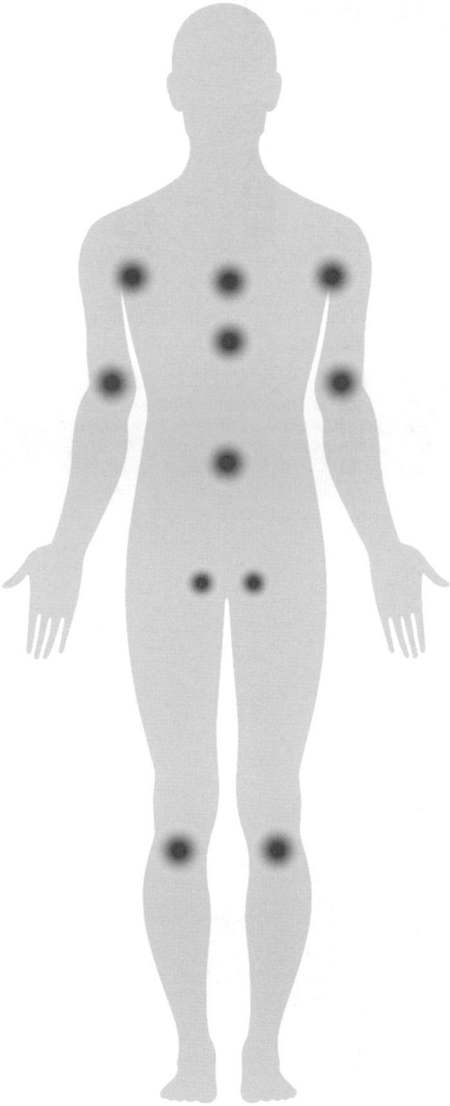

類天疱瘡最明顯的臨床特徵是會出現很癢的紅疹，倘若在沒有出現典型的水泡時，容易被誤診為溼疹或蕁麻疹，而延誤治療時機。因此，當老年人身上出現歷久不退的紅疹時，類天疱瘡須列為鑑別診斷，並以皮膚切片及抽血檢查來確診。

雖然稱作「類」天疱瘡，但是皮膚的臨床表現卻不相同，在類天疱瘡的患者身上，可以看到局部或散在的半球形水泡，而此水泡具有韌性，不容易被手指推破，即 Nikolsky 徵候陰性。

一旦水泡破裂後，糜爛處不會再擴大，且很快就會結痂癒合，並留下色素沉澱。另一項不同點為，類天疱瘡不若天疱瘡容易影響口腔黏膜，僅有少數患者累及口腔黏膜。由此可見，天疱瘡和類天疱瘡是兩個很不一樣的水泡疾病。

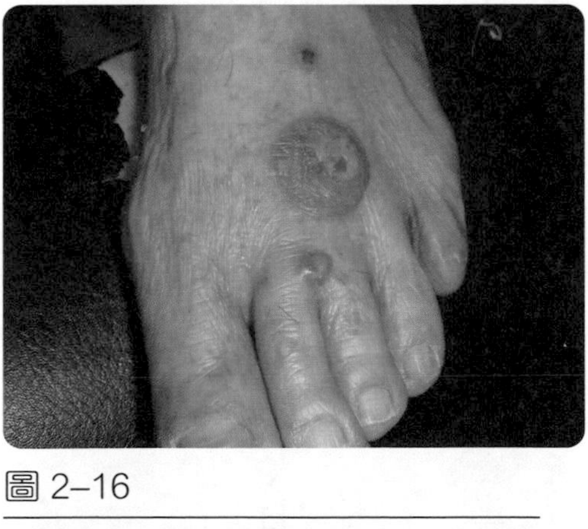

圖 2–16

78 歲男性有輕微老年癡呆，三星期以來於軀幹及上下肢產生數個會癢大水泡，經切片檢查為類天疱瘡。

發作原因

病因不是很清楚，與天疱瘡同屬自體免疫性疾病，其抗體的形成原因也與天疱瘡類似。

治療方法

與天疱瘡類似，局限性、小範圍的類天疱瘡當然以外用強效類固醇藥膏為首選。對嚴重、範圍廣泛的全身型類天疱瘡而言，口服類固醇則是首選。免疫抑制劑因為療效較為緩慢，效果不若類固醇迅速，但因為同樣能抑制異常的免疫反應，在類天疱瘡的治療上主要為輔助的角色。

預防方法

1 規律的日常生活

避免壓力大的生活環境，早睡早起，生活作息正常，切莫熬夜、日夜顛倒，影響新陳代謝及自體免疫的健全。

2 注意飲食

多吃富含維生素、礦物質的食物，平時不要挑食或是倡導素食主義，因為唯有均衡且充足的元素補充，身體才不會時常為免疫系統的崩壞所苦。

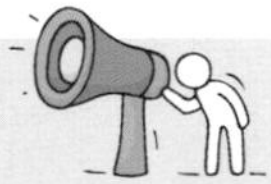

醫師小叮嚀

類天疱瘡好發於老人家，會反覆緩和發作，可持續數月到數年。有許多證據顯示，長期臥床的老年人為發生這種水泡疾病的危險族群。阿茲海默症、巴金森氏症及腦中風為造成老人家長期臥床的危險因子。

對於臥床的老人家來說，不乏疥瘡及高血壓藥物的使用，而這兩者又有可能會誘發類天疱瘡的發生及惡化，加上類固醇藥物及免疫抑制劑的使用也會對這類老年人造成傷害。還好類天疱瘡有較高比率的病患屬於局限性、小範圍的病灶，而且大部分病人的自然病程會在五年內自動緩解。

與天疱瘡一樣，這種水泡疾病需要照護者、臨床醫師及病人的相互配合，才能達到全人照護的目的。

老年性乾癬

症狀說明

乾癬為一種難以根治且會反覆發作的皮膚疾病，但並不會傳染。典型特徵為身上出現多處紅斑及脫屑的病灶，因此又稱為「銀屑病」。臨床上，乾癬的表現很多樣，而且身上所有皮膚都有出現乾癬的可能。好發部位為頭皮、耳後、肚臍周圍、手肘、膝部、下背部、生殖器等，但全身任何部位都有可能發生。

一般來說，乾癬外觀上會有一個個界線明顯的紅色斑塊，有時會融合成一大片，上面會覆蓋白色的鱗屑。除了皮膚的表現以外，約有百分之五到七的病患，會有關節炎的病變，又稱為乾癬性關節炎，造成關節腫痛及變形，乾癬患者的指甲也會受到影響。

基本上，乾癬可以被區分為最常見的尋常性乾癬以及滴狀乾癬、乾癬性紅皮症、膿包型乾癬等，發生的時機、病灶的大小及形態各不相同。

發作原因

乾癬的真正致病原因未明，但一般認為與遺傳、慢性發炎及表皮增生、基因變異與自體免疫反應失調有關。除了上述的因素，其他如外傷、感染、壓力、藥物及內分泌等，則與乾癬的出現和病情的加重有關，但並非是造成乾癬的病因。

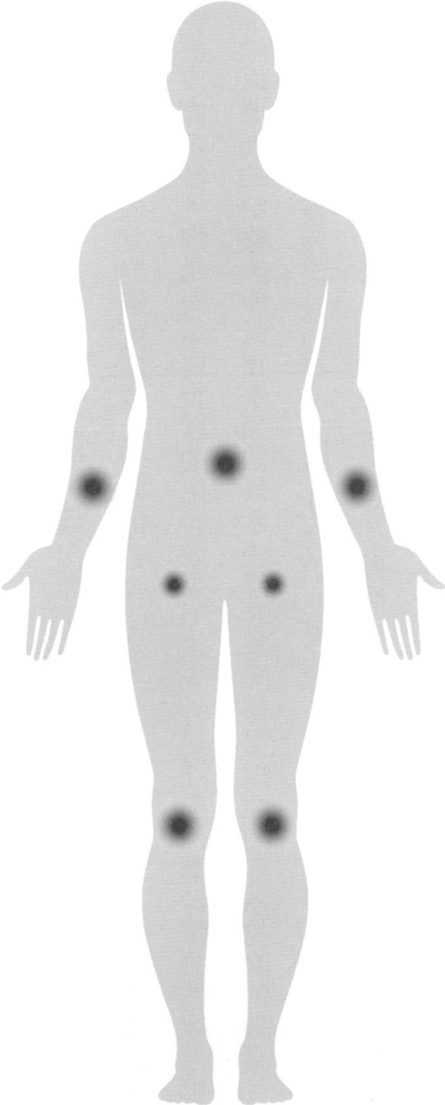

治療方法

乾癬治療方式很多，但都需要長期及持之以恆的治療，目前尚無法完全治好。治療上分為局部性及全身性。局部性的藥膏及照光主要針對範圍較小且病況較為穩定的乾癬；全身性治療則是對於乾癬範圍較大且病況較嚴重的患者。原則上，以交互使用及合併使用的方式來治療，以達到降低副作用及縮短療程的目的。

外用治療上，可以使用類固醇、軟化保溼劑和去角質劑。急性發作的尋常性乾癬可以用主成分為維生素D衍生物的藥膏治療。此外，維生素A酸雖然會造成輕微皮膚刺激，但是對銀屑很厚的患者效果不錯。針對局部及全身性的乾癬，也常輔以照光的治療，如光化學療法及紫外線B等，都可以達到症狀控制的效果。

也有口服藥物可以使用，唯需注意這些藥物使用後的副作用。目前也有一些針劑可以使用，需要持續注射。除了會造成注射部位疼痛的副作用之外，有多發性硬化症及肺結核的患者有可能會造成病情惡化而不應使用。

預防方法

平時除了睡眠充足、生活作息正常、少吃口味重、刺激辛辣食物，及避免壓力大的日常生活來提升及維持免疫功能外，應避免抓傷皮膚及外傷，以免造成感染及誘導乾癬的發生。日曬雖然一般對乾癬有幫助，但是過度曝曬到曬傷，反而可能使乾癬惡化。

醫師小叮嚀

雖然乾癬多發生於三十歲到四十歲的族群，但是發生於六十歲以上的老年人乾癬並不少見，而且老人家多有其他潛在的慢性疾病，使得此類病人的乾癬治療較為棘手。如一些患有心臟疾病的老人家會服用乙型阻斷劑，但是這種藥物會誘使乾癬的發生，造成臨床治療上的兩難，因此如何權量老年人乾癬藥物的使用是非常重要的。此病雖目前無法斷根，但配合適當的治療仍可獲得良好的控制。

老年性皮肌炎

症狀說明

皮肌炎為自體免疫疾病的一種，因為有特殊的皮膚表現，加上四肢肌肉會出現近端無力的狀況，而稱為皮肌炎，顧名思義即為皮膚和肌肉發炎的現象，導致肌肉無力及皮膚出現特徵性的紅疹。紅疹會出現在臉上、鼻子及臉頰，呈現蝴蝶狀的分布，上眼皮會出現淡紫色浮腫的皮膚病灶，稱為 Heliotrope rash，這種紫紅色的浮腫可能會延伸至頭皮、全臉、上胸部或是手臂。

此外，手指關節處也會出現紅色的丘疹；再仔細看，會觀察到在手指近端的指尖，關節背側處有對稱性變亮、變紅的萎縮疤痕狀硬斑或是丘疹。身體軀幹也會呈現色素分布不均，皮膚萎縮及微血管擴張等異色症變化，還可能出現關節疼痛、四肢近端無力等症狀，也有將近一半的病人出現對光敏感的狀況。

皮肌炎通常發生在五十五歲之後，女性略多於男性，患者慢慢感受到皮膚及肌肉開始出現問題。皮膚病灶有可能出現在皮肌炎之前或之後，或是同時出現。如果肌肉發炎，患者會有肌肉無力的現象，導致身體無法從平躺中坐起來或是翻身，尤其爬樓梯及抬手過頭時會很吃力。嚴重的話可能會導致吞嚥肌肉的無力而產生吞嚥困難，甚至呼吸困難的現象。

發作原因

原因目前尚不清楚，可能為病毒感染，對於年齡五十五歲以上的患者，可能與體內的癌症有關。

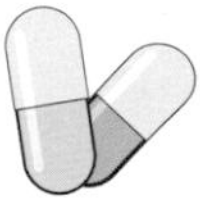

治療方法

治療以類固醇為主，每天口服直到症狀改善或是肌肉酵素回到正常範圍。然而，類固醇使用太久，如超過四到六週，則肌肉病變有可能因此產生，所以臨床上有時候會以其他抗免疫製劑或是高劑量免疫球蛋白，來作為無法使用類固醇之患者的替代療法。

預防方法

雖然目前致病原因尚不清楚，我們日常生活還是要注意哪些生活或飲食習慣會影響免疫系統，即時矯正。生活作息正常、充足睡眠、吃得均衡、少曬太陽，都是為自己身體儲存戰力的不二法門。

醫師小叮嚀

皮肌炎的患者對光敏感，平時應避免曬到太陽，多擦防曬乳保護皮膚，尤其是出現病灶的地方。此外，洗手或洗澡時也應避免使用刺激性的肥皂。在整個治療期間，良好的營養、物理復健療法，對恢復肌力有一定作用。

老年人得此病一定要非常小心，因為有一部分的病人當發現有皮肌炎時，同時也有癌症發生，且發病年齡越大，伴隨腫瘤的機會也越大，大部分是鼻咽癌、肺癌及乳癌。可能是因為體內癌症的進展，導致身體免疫系統出現異常的現象，可以視為與癌症相關的結締組織疾病。

除了合併有癌症的患者癒後較差之外，大部分的皮肌炎患者可以藉由藥物治療獲得改善，但是治療期間應該小心藥物所產生的副作用，配合醫囑來完成療程，才不會產生更多的問題。

七、驚人、一觸即發的傳染性皮膚炎

疥瘡

症狀說明

疥瘡俗稱「生疥」，會在指縫、腋下、腹部、會陰部、屁股及女性乳房下等皮膚皺摺處出現極癢的小丘疹，一般白天稍輕，晚上蓋被悶熱時較明顯。首次感染疥瘡後並不會馬上在皮膚上出現搔癢的皮疹，而是在二到六週後因為接下來的免疫反應導致發癢的紅疹；若為二次感染，症狀約一到四天就會出現。

仔細觀察，可以看到皮疹上有白色的線狀隧道，此為疥蟲在皮膚中移行所致。老年人感染背部多見，陰囊及陰莖上常可見許多呈紅棕色結節，約數個月到一年以上才會逐漸消退。

感染疥瘡雖然不會致命，但會造成搔癢難耐及人與人的傳染，醫院中常有一些病患在入院前就已經感染了疥瘡，這些病患大都來自安養院及呼吸照護中心，因為患者大多為老人且免疫力差，身上布滿疥瘡，若疏於防範，疥瘡就會無聲無息地散播開來，造成家人及照護者的感染，不可不慎。

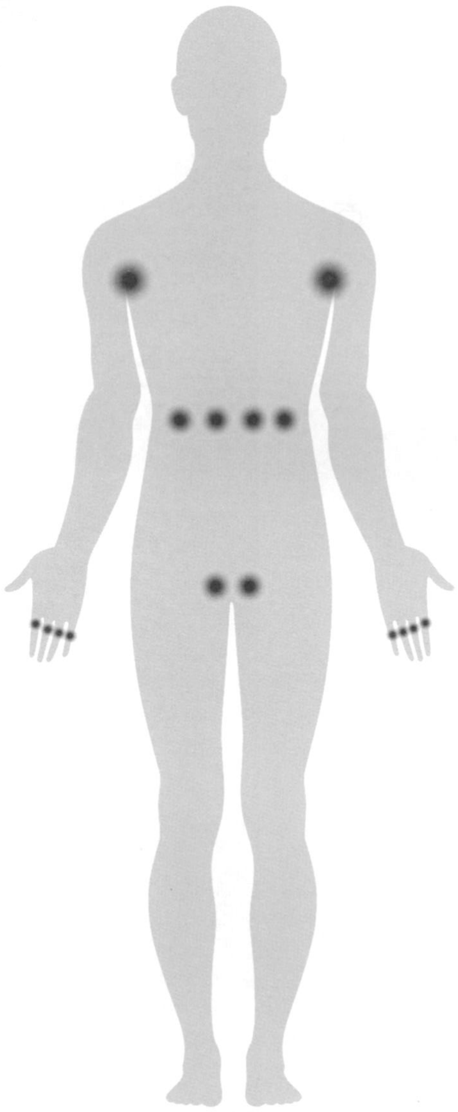

正面

發作原因

因接觸到疥瘡患者、動物或是受汙染的床單、被單而受到感染，是一種人類肉眼看不到的疥蟲所引起的傳染病。疥瘡由疥蟲所造成，疥蟲主要在皮膚的角質層中生存，而雌性疥蟲為造成疥瘡的元兇。雄性疥蟲體型略小，在交配後便會爬出皮膚角質層，雌性疥蟲則會在角質層中穿梭並產卵，每日會產下三個卵，而每個卵平均約四天孵化成幼蟲。

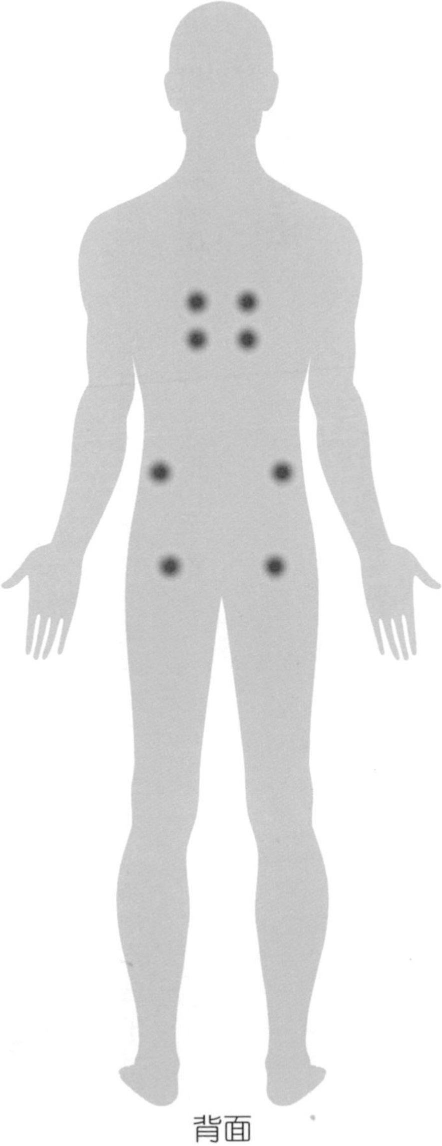

背面

一般的疥瘡在皮膚上平均有二十隻疥蟲，而另一種較為少見的挪威疥，又稱結痂型疥瘡，其蟲體數量可以達到上百萬隻，且會造成皮膚過度角質化，皮屑中含大量蟲體及蟲卵，具高度傳染性，須小心提防。

治療方法

以外用的抗疥瘡藥物為主，若藥膏在塗抹五天到一星期之後，局部搔癢仍持續存在，則須選用口服抗組織胺及弱效至中效的類固醇藥膏，或非類固醇藥膏來治療。

除了藥物治療外，也可請病患用稀釋的硫磺水，每天洗澡時浸泡或全身從脖子以下擦拭硫磺水來消毒，效果也不錯。

預防方法

因為疥蟲很容易在醫院、長照中心、洗腎中心及老人安養院等人群團體中傳染，所以到這些地方時應做好自我防護，在衛生條件較差的地方須避免緊密的肢體接觸。尤其老年人住院更要小心，因很多是在住院時感染到。

疥蟲離開人體能存活二到三天，因此，使用病人用過的衣服、被褥、鞋襪、帽子、枕巾也可能間接傳染。經感染的個人貼身衣褲及床單、被單應該全部換掉，放置一週以上不要使用，或是用六十度以上的熱水清洗並烘半小時以上，即可殺死疥蟲。此外，由於疥蟲是靠接觸傳染，所以盡量不要與人共用寢具，或是有不正當的性行為。

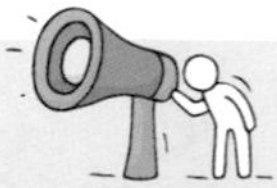

醫師小叮嚀

對於年老的患者，因為免疫力日漸下滑，加上常常有慢性疾病如腎衰竭、糖尿病、阻塞性肺炎等纏身，往往造成疥瘡在他們身上孳生。此外，某些老年人，如失智患者，無法像年輕族群患者能適切表達感染到疥瘡的劇癢與難耐，照護者易疏於疥瘡的防護，而造成疥瘡的肆虐與散播。

因此，對於居住在安養院、呼吸照護中心或是家中的年邁長者，出現皮膚病徵如紅疹或是皮屑時，應提高警覺，因為很可能就是疥瘡感染。由於無症狀時也具有傳染力，所以若懷疑感染，可先塗抹藥物治療。

八、嚇人、灰心喪志的掉髮

老年性男性雄性禿

症狀說明

男性雄性禿大多在五十歲以後明顯形成，主因青春期時，雄性激素使鬍鬚變組、胸部及四肢的毛囊變大；但卻會使頭皮的毛囊變小、頭髮的生長期變短，最後導致頭皮長出細小又短的柔毛，取代了原有的頭髮。

雖然雄性禿以男性最常見，但是因為女性體內也有男性荷爾蒙，所以也會有雄性禿的困擾；不同的是，女性多以平均性的頭髮減少來表現，最後看見頭皮，而出現的部位以頭頂部為主。

雄性禿可以依嚴重程度加以分期：

1. 第一期：兩側髮線往後退。
2. 第二期：兩側髮線頭髮掉落明顯，呈M型。
3. 第三期：髮線退到耳際上方，頭頂開始禿。
4. 第四期：前額、後腦開始禿。
5. 第五期：頭頂的頭髮只剩下中間一條橋樑。
6. 第六期：頭頂整個禿光。
7. 第七期：頭頂禿光，加上兩側髮線下移，只剩後腦勺的頭髮。

發作原因

雄性禿主要是因為基因遺傳的因素造成的，頭皮部位有一種稱為第二型5α還原酵素特別活躍，尤其是在頭頂及前額的部分，而這種酵素會將男性荷爾蒙轉變成二氫睪固酮(DHT)，進而造成毛囊逐漸萎縮及壞死，導致毛髮脫落後出現禿頭的樣貌。

治療方法

目前針對雄性禿，有外用藥、口服藥及外科手術植髮等。外用的藥水以Minoxidil（落建）成分為主，分別有百分之二及百分之五的不同濃度。老年男性及女性建議都可以從百分之五濃度開始使用。非藥性的生髮液則以含白首烏、鋸棕櫚、次亞麻油酸或胜肽等成分為主。

口服藥物方面，目前仍是以Finasteride為主，此藥原為治療攝護腺肥大的藥品，但是後來發現有抑制頭髮毛囊的第二型5α還原酵素的功能，服用半年到一年以上可見效果。臨床上，約有百分之一到二的人會有性慾降低或是勃起困難的副作用，特別是四十歲以上的男性，但是只要停藥，這些症狀就會消失。

針對第五期以後的雄性禿，外科手術植髮可能是唯一的選擇，藥水及口服藥物的效果都有限。另外，有時候會利用紅外線低能量低階雷射照射頭皮，一週三次，每次十五分鐘，約四個月以上可以看見療效。

目前不管是使用生髮水或是吃藥，都必須持之以恆，不要因為看到頭髮長出來了就中斷治療，否則功虧一簣。若是不願吃藥或擦藥又很在意禿頭，戴假髮也是不錯的選擇。

預防方法

1 維持頭皮健康

雄性禿除了內在的遺傳因素及荷爾蒙過度作用外，頭皮本身的健康也很重要。多數患者會覺得頭皮很油，因此會每天洗頭，建議可以使用含有去芽孢菌屑或去油脂成分的洗髮精。

2 正常的日常生活

生活作息要正常，最重要是不要抽菸，因為香菸中的尼古丁會破壞毛囊，惡化掉髮。切莫熬夜及避免甜食、油炸及辛辣刺激的食物，補充鋅元素及蛋白質是有幫助的。

醫師小叮嚀

老年人的毛囊面臨了老化的問題，使得毛髮再生的能力更不若以往，也因此藥水及口服藥物的效果有限。雖然如此，雄性禿本身並不會對老人家身體造成影響，只是某些研究顯示老人家若出現雄性禿，未來可能會有缺血性心臟病及攝護腺癌的可能。

老年性女性雄性禿

症狀說明

雄性禿也會發生在女性身上嗎？的確，不只男性有這種困擾，多數中老年女性也有這種煩惱，而且比例越來越高。每天對著鏡子梳頭時，看到梳子上滿是掉落的髮絲，無疑在心理上造成了很大的衝擊。

女性落髮主要是屬於遺傳性落髮或稱為女性雄性禿，女性掉髮的範圍較廣，但很少會像男性掉得精光，也很少以髮線抬高的方式進展。女性的雄性禿在臨床上分為三個階段：一開始是頭髮正中線明顯外開，接著頭髮整體變得稀疏，最後頭髮越來越少，若不及時治療就會造成不可逆的禿頭。

發作原因

女性雄性禿的成因主要是由於父系或母系的遺傳基因，加上男性荷爾蒙的關係，使得頭頂的雄性激素升高。

女性的睪固酮來自於腎上腺及卵巢，雖然女性體內少部分的睪固酮會轉換成二氫睪固酮，但是在雌激素的保護下，二氫睪固酮的作用會被抑制，使毛囊免於二氫睪固酮的攻擊。

然而，當女性體內的雌激素濃度下降時，如更年期，二氫睪固酮的濃度即會上升，如果有遺傳體質的女性，就會在這個時候產生雄性禿。女性在青春期過後就有可能會產生雄性禿，停經後會更明顯。近幾年，臺灣女性因為工作壓力及生活作息不正常等原因，落髮有年輕化的趨勢。

治療方法

女性目前比較沒有很有效的口服藥物可以使用，但是可以擦百分之二或百分之五含 Minoxidil 的藥水，非藥性的生髮液則仍是以含有白首烏、鋸棕櫚、次亞麻油酸或胜肽等成分為主。口服藥物可使用 Spironolactone、女性動情素以及避孕藥作為第二線的治療。以紅外線低能量低階雷射照射頭皮，可以減少掉髮、活化毛囊，當然植髮或戴假髮也是不錯的選擇。

預防方法

1. 保持頭皮的清潔及減少頭頂造型是最重要的工作，減少染燙亦十分重要。飲食方面，補充鋅元素及蛋白質也是有幫助的，甜食、油炸物也要少吃。
2. 生活壓力不宜太大，睡眠品質要好，洗頭水溫不宜過高，也不要用太熱的吹風機吹頭髮，宜用冷風吹。

醫師小叮嚀

女性雄性禿因為會影響美觀，對女性的心理衝擊很大，減輕自己的精神壓力及正常作息，乃是當務之急。

圓形禿

症狀說明

俗稱「鬼剃頭」，會在短時間內出現一塊或是多塊界線明顯、形狀約略成圓形的落髮區域，像是被人剃掉毛髮，大小約為數公分，不痛也不癢，所以很難察覺，甚至被認為是自然掉髮，通常是在修剪頭髮或不經意被他人看到時，才被告知有圓形禿的病灶。

一般圓形禿落髮的情況並不嚴重，占頭皮表面積一半以下，有時會自然恢復。但是有些很嚴重的患者會出現廣泛性的掉髮，連眉毛、鬍子及體毛都有可能脫落，甚至全禿，又叫宇宙禿，造成患者極大的焦慮和困擾。

發作原因

目前造成圓形禿的原因還不是很清楚，可能跟壓力大、免疫力、內分泌失調及頭皮產生病變有關。有些研究指出，某些基因與圓形禿患者容易產生落髮有關，因此也常見於家族的成員當中，而且這些病人有時也有特殊的家族病史，如甲狀腺功能異常、氣喘、異位性皮膚炎及自體免疫疾病。根據統計，約百分之二的人，在一生中可能會出現一次或一次以上簇狀落髮的情況，在老年人也算是常見的落髮疾病。

治療方法

目前並無根治的方式，尤其嚴重的圓形禿，只能使用藥物壓制疾病的活性，或是等待落髮自動緩解。統計上約有四成的病人在一年內痊癒，即使不經任何治療，八成的病人其禿髮的狀況也會在日後緩解，因此治療的目的在於減少掉髮的速度，及加速毛髮的再生。

但是有些病患在治療過程中還是繼續大量掉髮。藥物使用上，可口服類固醇藥物或於頭皮下注射類固醇，每三到四週一次，並在掉髮的地方塗抹中等強度的類固醇藥膏，一天兩次，並輕微按摩一到兩分鐘。另外，可以塗抹百分之五的Minoxidil，讓圓禿處長出頭髮；若是該處已經長出頭髮，則可以停止使用。也可利用紅外線低能量低階雷射照射頭皮，一週三次，每次十五分鐘，約四個月以上可以看見療效。

不過上述的治療效果還是取決於病人落髮的程度而定，如果落髮程度嚴重、範圍太大，則藥物的效果將不如預期。

預防方法

1. 頭皮保持乾淨，平時應保持正常的作息及營養均衡，不要給自己太大的壓力，才能防止圓形禿悄悄找上門。

2. 盡量不要染燙髮，若要染髮也要間隔3個月以上，並要做好頭皮保護，讓染劑不要直接接觸頭皮。

3. 頭皮若有發炎，要趕快治療，才不會造成永久性落髮。

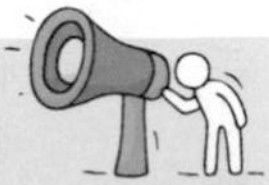

醫師小叮嚀

老年人圓形禿的狀況會比較嚴重及難治療，而且很容易復發。若是從圓形禿可能發生的原因著手的話，則要小心老年人潛在的疾病，如內分泌失調及自體免疫疾病；此外，雖然落髮的特徵與年輕人類似，都是硬幣大小的圓形病灶，但是老年人若出現圓形禿，其對藥物的反應可能不如年輕人好，因為老人家頭皮生髮的能力已漸漸老化。

無論如何，藥物僅能減緩落髮的速度，並無法根治，平時還是應該均衡飲食及保持健康的身心，才不會在頭皮上出現一塊一塊嚇人的「鬼剃頭」。

染髮性掉髮

症狀說明

許多老人家喜歡染髮，因為頭髮一白就顯得更蒼老，尤其女性的長者。但過度的染髮有可能會造成嚴重的掉髮，甚至從健康茂密的銀髮完全變成禿頭。

許多老年人因為有固定染髮的習慣，長期下來容易造成頭皮受傷、發癢及過敏，不久之後，就開始出現嚴重的掉髮，雖然經過治療，但是仍無法抵擋落髮的速率，短短幾個月內，頭髮掉光光。早期的疏忽，導致最後無法挽救的局面，實在可惜。

雖然一、兩次的染髮可能不會對頭皮造成明顯的傷害，但是長期下來，頭皮及毛囊可能因此而受損，甚至出現提早萎縮退化的現象。臺灣目前約有二百萬的女性有掉髮的困擾，其中有一部分就是因為過度染燙造成的。

發作原因

染劑內的鉛、硫等化學成分及苯二胺，造成頭皮的傷害，長期使用可能會導致毛囊壞死，最終引發落髮。

治療方法

減少染髮是根本之道。針對已傷害的頭皮先行治療，再刺激、活化萎縮的毛囊，才能促使毛囊再生新的頭髮。

預防方法

1. 不同的髮廊會使用不同價位及成分的染髮液，品質優劣不一，很多也沒有標示護髮成分，眾多的化學物質塗抹於頭髮，就有可能因為傷害毛髮而逐漸造成毛囊萎縮的現象。因此，應該減少或是避免染髮，才是解決之道。平時也可以多補充營養素鋅，幫助毛囊生長，減緩毛囊老化。

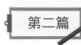

2. 染髮盡量要間隔3個月以上，避免頻繁染髮而造成頭皮受傷而落髮。
3. 染髮前可以先做頭皮測試，減少頭皮對染劑過敏的現象。

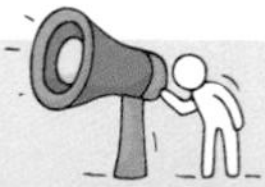

醫師小叮嚀

長期染髮除了頭皮會出現紅腫、癢、起疹子、水泡等現象，嚴重者甚至大量掉髮外，也容易產生泌尿系統方面的癌症，不可不慎。

九、皮膚疾病千百種 其他皮膚疾病

遲發性皮膚紫質症

症狀說明

遲發性皮膚紫質症為一少見的皮膚病，特徵是患者的皮膚非常脆弱且對陽光十分敏感。患者在稍微曬一下太陽或是輕微外傷後，皮膚即出現紅腫、疼痛、水泡及糜爛的現象，這些病灶一旦發生後即難痊癒，且常會留下疤痕，好發的部位包括手背及腳背。

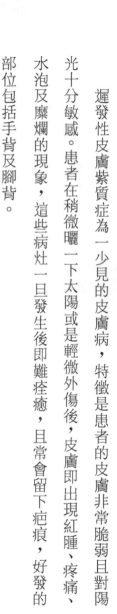

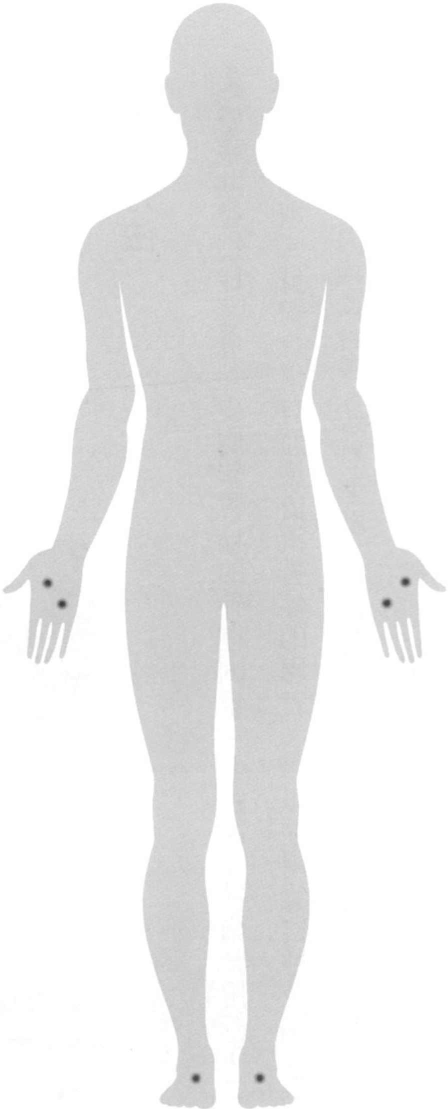

此外，患者全身的皮膚也會變得較為暗沉且帶一點蠟黃色，臉上會出現不少增生後的汗毛，整體看起來氣色變得較差。

在皮膚科醫師發現典型的病灶後，可以對病灶皮膚進行切片檢查，或是尿液檢查，觀察是否有過高的尿紫質出現。抽血可以看是否有合併血鐵質沉著症，這種病會造成體內鐵質含量及血中鐵蛋白過高，對肝功能及細胞抗氧化的能力造成不好的影響，也會抑制血鐵質的合成。其他原因可以經由病人的病史、家族史及用藥回顧來追溯遲發性皮膚紫質症的病因。

發作原因

是一種因為基因突變導致血基質的合成酵素缺失所造成的皮膚病。其他一些外在的因子，如服用過量的鐵劑、酗酒、接受雌激素補充療法、洗腎及慢性C型肝炎，也被證實會降低血基質的製造。

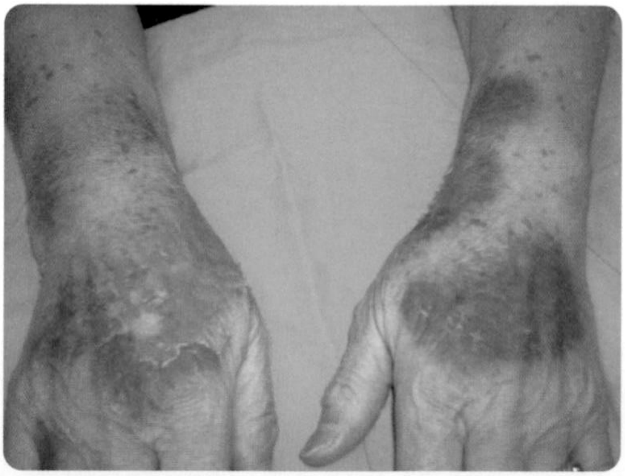

圖 2–17

68 歲女性有 C 型肝炎，手背皮膚紅腫，非常脆弱會癢、脫皮，曬到太陽更癢，有時會起小水泡。

治療方法

先要移除會造成遲發性皮膚紫質症的外在因素，如鐵劑及荷爾蒙用藥，並減少酒精的攝取。針對合併有血鐵質沉著症的患者，可以使用鐵質螯合劑或是放血，來降低體內鐵質含量。有C型肝炎的患者，則需接受抗病毒藥物的治療。另外就是要避免陽光的照射與皮膚的碰撞。口服藥物方面，一週兩到三次也有不錯的效果。

預防方法

1. 積極做好防曬為防止病情惡化的首要工作，此外，避免前述的致病因子、早期治療相關疾病（如病毒性肝炎及血鐵質沉著症），為預防此病的有效方法。
2. 避免大量喝酒，可多吃含維生素C的蔬果，如花椰菜、芭樂、柑橘類等。

醫師小叮嚀

老人家多有複雜的慢性病，其中不乏與遲發性皮膚紫質症有關的相關疾病，如慢性B型或C型肝炎、腎病變等；加上老人家皮膚本來就較為脆弱，因此患有此病的人很容易因為不小心的碰撞而導致皮膚破皮潰瘍。此類病人對紫外線的照射更為敏感，也因為年齡的增長使得皮膚細胞再生及防護的能力下降，使其得到皮膚癌的機會增高。因此對於這類病人照護上要特別小心，除了治療本身疾病之外，也要留意可能會發生的問題。

特異性滴狀色素低下症

症狀說明

為皮膚上出現多發性脫色小斑點的現象，不痛也不癢，常發生於老年人，因此又稱為「老年性白斑」。其斑點界線明顯，大小約在零點五公分以內，斑點的大小及分布與雀斑類似。主要分布以四肢最為常見，其次為前胸及後背。

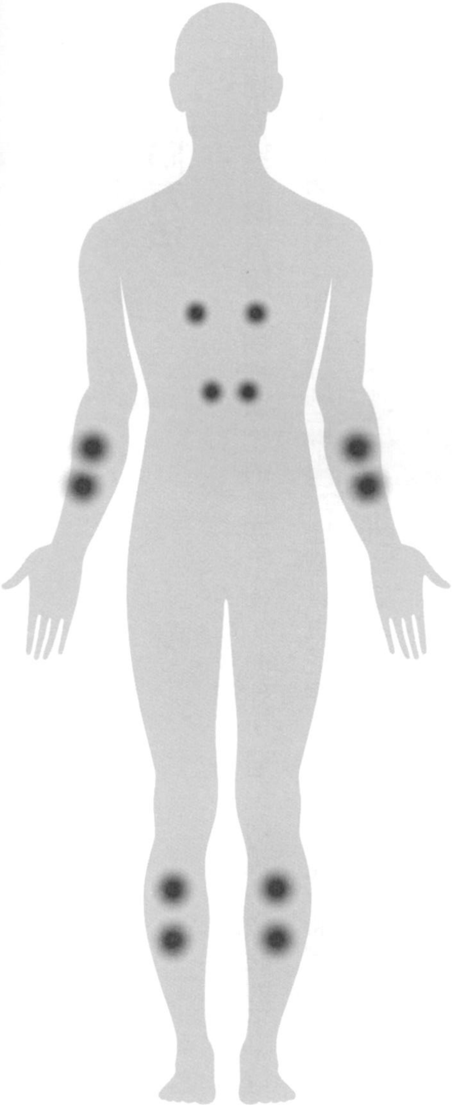
正面

發作原因

老年性白斑的病因並不清楚，有人認為它是一種顏色較淡的雀斑，也有專家認為這是一種皮膚色素的退化過程，不過一般相信跟老化、日曬及遺傳較有關係。

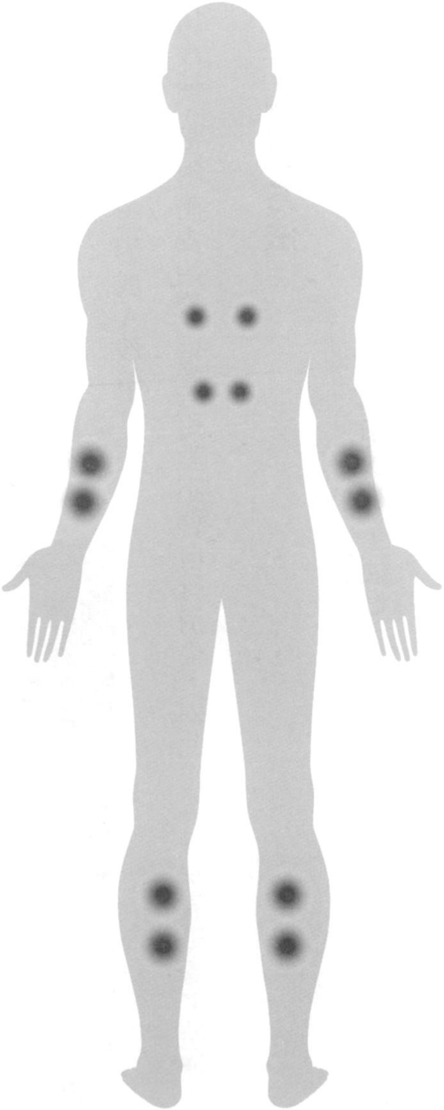

背面

這種脫色性病灶並不會對皮膚造成任何影響，也不會轉變成皮膚癌，但是因為改變了皮膚的外觀，使得一些患者因此感到困擾。

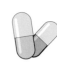

治療方法

基本上老年性白斑不需要治療，如果擔心外觀受影響，可以塗抹弱效的類固醇或A酸藥膏或用冷凍、雷射磨皮治療。這些斑點不會自行消失，因此也可以抹蓋斑膏來遮掩。

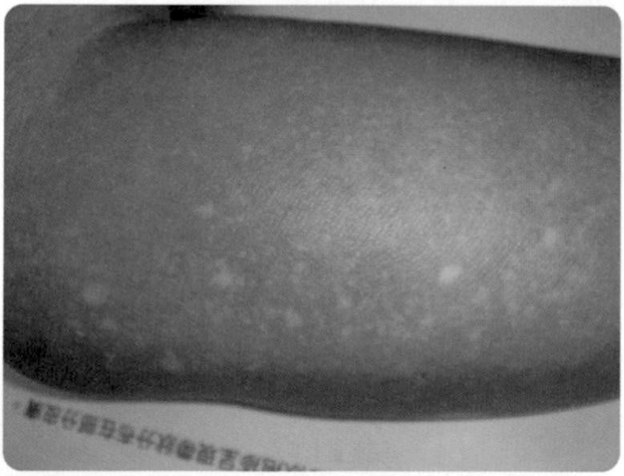

圖 2–18

70 歲男性出現多發性脫色小斑點的現象，不痛也不癢，又稱為「老年性白斑」。

預防方法

1. 除了老化及遺傳等不可逆的因素外，做好保溼及防曬能減緩皮膚的老化，也能防止皮膚出現異常的脫色斑點。

2. 盡量減少吃一些非必要性的草藥或是保健食品，亦可防止膚色的變化。

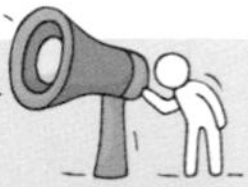

醫師小叮嚀

老年性白斑是一種後天良性的皮膚美觀問題，會隨著年紀增加而開始出現，通常是在中年以後，尤其以女性居多，且數量會隨著年紀而變多。但是因為不會對身體造成任何影響，所以可不用作額外的治療，況且老人的皮膚較脆弱，若塗抹類固醇藥膏，有可能使皮膚更為脆弱，造成紫斑等其他皮膚變化。

老年性櫻桃血管瘤

症狀說明

年長者身上常常可以發現一些扁平或是良性隆起的深紅色點狀紅斑，不痛不癢，因為色澤與櫻桃一般鮮紅，加上這些紅色的斑點是微血管擴張，及血管內皮細胞的增生所導致的血管瘤，所以被稱為「櫻桃血管瘤」。這種血管瘤相當脆弱，稍微擠壓即有可能消失不見，臨床上可以用此來和小的出血點作區別。

分布的位置以軀幹的上半部為主，偶爾會出現在脖子及臉部，大小從零點一到零點八公分不等，病灶不大，因此常被誤認為紅痣。

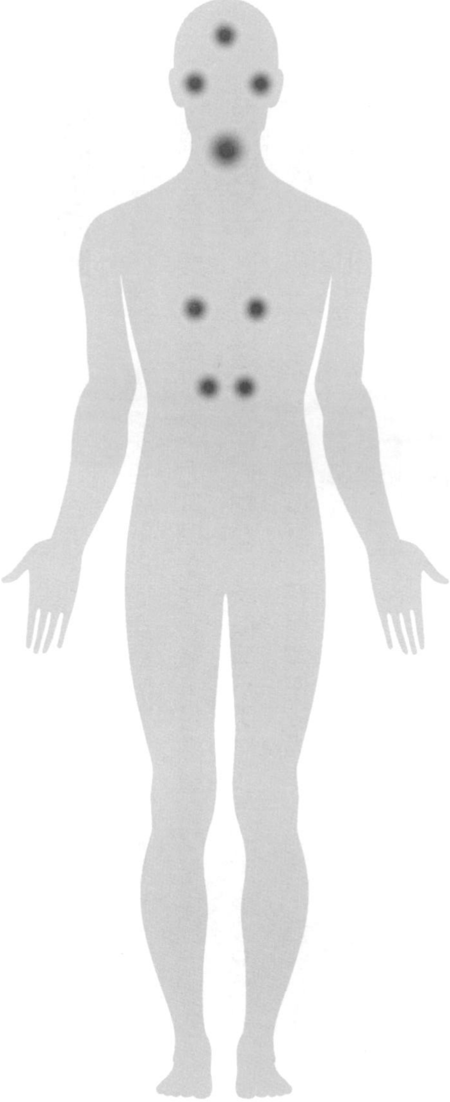

發作原因

目前原因還不是很清楚，不過一般認為與老化有密切的關係，因此又稱為「老年性血管瘤」。這些大大小小的血管瘤不會痛也不會癢，會出現在身體軀幹或四肢，可能以單一或多個部位呈現，除了外觀上會對患者造成困擾外，對身體不會產生任何危害。

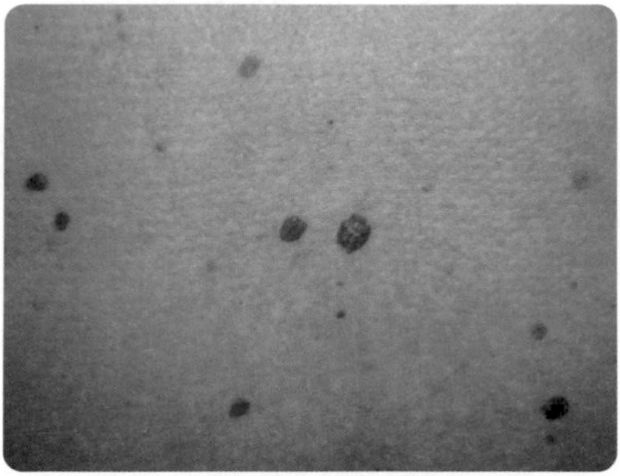

圖 2–19

大小不一、扁平性或是隆起的深紅色點狀紅斑，不痛不癢，也是一種老化象徵。

治療方法

櫻桃血管瘤為血管內皮細胞的良性增生，對身體健康並不會有影響，所以原則上不需要治療，但是若考量到散在性的點狀紅斑對病人造成的困擾，可以考慮用液態氮、二氧化碳雷射或是染料雷射去除。

預防方法

1. 避免陽光的照射及做好防曬。飲食盡量做到多樣化，多吃高蛋白、多維生素、低動物脂肪、容易消化的食物及新鮮水果和蔬菜。
2. 避免皮膚受傷、出血，造成血管增生。

醫師小叮嚀

櫻桃血管瘤主要發生於三十歲以後，且數量隨著年紀增加而增加。臨床照護者可能會誤以為是惡性的增生性皮膚病，其實不用太過於擔心，因為跟癌症一點關係也沒有。但是針對這些隨著年紀而增大的紅色斑點，特別是六、七十歲以上的老年人，建議還是諮詢有經驗的皮膚科醫師，排除其他惡性病灶的可能性。

老年性紫斑

症狀說明

老人家身上有時會發現東一塊西一塊的紫色斑塊，會擴散變大，但不痛不癢，這種皮膚表現稱作「老年性紫斑」。是皮膚下層出現瘀青，隨著時間逐漸變為暗褐色，表皮看起來略微乾燥且有萎縮的現象，基本上對身體並無影響，但嚴重時會破皮出血。老年性紫斑從外觀即可診斷，不需要使用皮膚切片或是抽血檢查，因為通常不會發現有異常。常出現於上下肢、手臂及手背等地方。

發作原因

瘀青代表皮下或黏膜下微血管出血，由於老化的皮下組織中，支持微血管的結締組織及膠原蛋白減少退化，皮膚變薄，導致平時受其保護的微血管叢變得脆弱，因此在一些外力或壓力下時，微血管即會破裂出血，造成紫斑的現象。

治療方法

這種紫斑不像先天或後天的血小板異常造成的紫斑，不會持續出血並對人體造成傷害，只需待破裂的微血管自行修補即可，基本上不需要治療。

針對較脆弱的微血管或經常性的老年性紫斑，可以一天兩次，每次投以五百克的維生素C來進行治療。除此之外，對於老年人常見的凝血異常也需找出原因，才能對症下藥，防止異常的紫斑擴大。

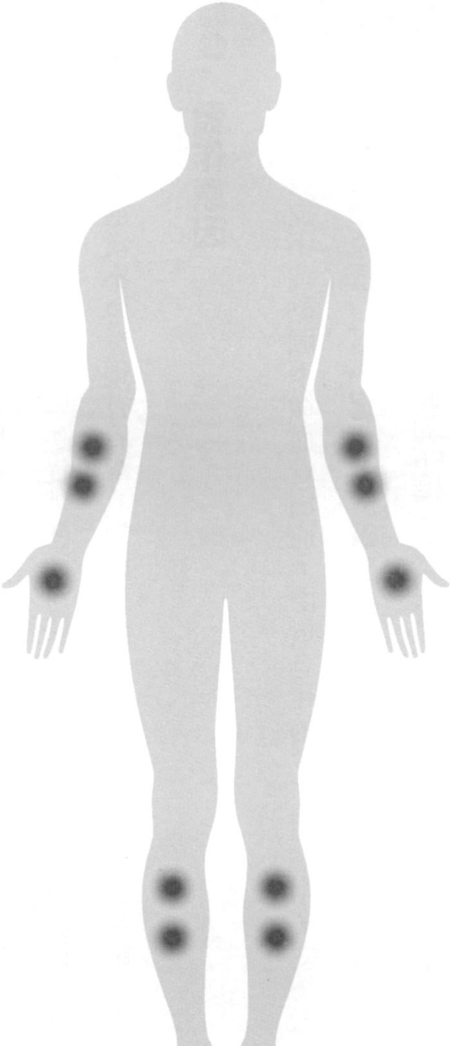

預防方法

1. 盡量少吃口服類固醇，阿斯匹靈劑量不能過大，及避免擦類固醇藥膏過長時間。由於支持微血管結構變得脆弱，因此平時應減少搔抓或是頻繁的碰撞，營養要多補充膠質胺基酸及富含維他命的蔬菜水果。此外，良好的防曬及保溼也對於皮膚結締組織的維護有一定的幫助。
2. 皮膚搔癢擦類固醇藥膏時，除了不要長期擦之外，也不能大量塗抹在同一個位置。

醫師小叮嚀

老年性紫斑是一種自然老化的現象，年紀大的人上下肢皮膚因為外力摩擦而出現紫紅色的瘀青，這種情形並非缺乏特殊營養素造成的，也不是凝血功能障礙所導致，因此不用擔心會產生嚴重的問題。若考慮外觀因素，平時應好好保養，避免碰撞及大力摩擦，保溼乳液的使用也有助於角質水分的保存，及下層微血管叢的保護。

老年性胼胝

症狀說明

又稱老繭，常常看到老人家拿指甲剪，從腳底剪下一片片黃色的硬皮。這些剝落下來的，不是一般的腳皮，而是肥厚增生的胼胝，也有人說是腳底的死皮。胼胝界線不明顯，而且成大片狀，為蠟黃色扁平狀半透明的角質增生，面積廣，中央較厚而邊緣較薄，摸起來質地較硬，皮紋明顯，如果增厚的程度較嚴重，不但會龜裂，也會產生疼痛，影響行走。較常出現在腳底第二及第三腳趾腳掌附近。

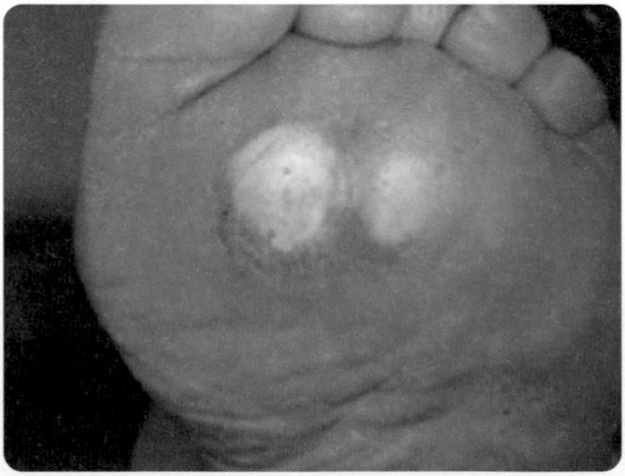

圖 2–20

68 歲女性左腳底有兩個白色圓形突出硬塊，走路很痛。

發作原因

皮膚長期承受壓力及摩擦所引起的，較不會有一固定壓力點，有一句成語「手足胼胝」，即是描述辛苦工作到手腳都長滿了厚繭。

治療方法

先用熱水浸泡患處使其軟化，削去硬皮後，外面貼覆雞眼膏，換藥時削去已浸白的部分，直到完全脫落為止。針對較為嚴重的部位，可以使用雷射燒灼、液態氮冷凍或是手術切除。

預防方法

基本的預防方式是避免過度的摩擦，由於腳底常因為與鞋子摩擦受力不當而產生胼胝，所以選擇合適的鞋子，有適當的鞋頭寬度與鬆緊度，才能避免足底的摩擦。不合腳的鞋子會造成腳趾變形；寬度不夠的鞋子，容易在腳趾上方關節處產生壓迫，穿著不合腳的鞋子行走，長期下來就容易導致胼胝。

醫師小叮嚀

千萬不要自行在家中用小剪刀或指甲刀試圖切除胼胝硬塊，萬一沒有做好消毒，恐怕會有細菌感染甚至截肢的風險，不可輕易嘗試。尤其是患有糖尿病的老年人，因為神經病變導致足部感覺變差，萬一削減過度，後果不堪設想。

老年性雞眼

症狀說明

老年人腳底雞眼有時一發現就是兩、三個，雞眼是一種角質層增厚的現象，與胼胝不同的是，雞眼呈現局限性倒圓錐的形狀，病灶中間有一嵌入真皮內的堅硬核心角質栓，外圍有一圈透明淡黃色環，形似雞的眼睛，如果稍加按壓，刺激此核心則會產生劇烈的疼痛。較常出現在腳關節突出處、腳趾縫間及第四、第五腳趾外側。

發作原因

雞眼發作的原因與胼胝很像，都是因為穿著不合腳的鞋子，如鞋子過小、過緊或鞋的質地過硬，導致腳趾本身摩擦或是腳掌表皮層不斷與鞋子摩擦，長期下來就會造成角質增厚。

治療方法

先用熱水浸泡患處使其軟化，削去硬皮後，外貼雞眼膏，換藥時削去已浸白的部分，直到脫落。治疣液每天使用一次，或是百分之二十的水楊酸軟膏外敷，也可達到不錯的效果。針對較深或是範圍較大的病灶，可以考慮使用雷射、電燒、冷凍治療或手術切除。

預防方法

1. 雞眼和胼胝的預防方法相同，都需要避免穿著不合腳的鞋子，減少摩擦帶來的角質增厚。
2. 在腳部，尤其會與鞋子摩擦的位置，可用OK繃貼住，減少摩擦。

醫師小叮嚀

若發現腳部出現雞眼，千萬不要自己拿剪刀去修剪，以免造成傷口流血與感染，應該諮詢皮膚科醫師，討論適當的處理方式。唯有改變尺寸不合的鞋子與配合治療，才能徹底改善雞眼造成的腳掌疼痛與不適。

老人壓瘡

症狀說明

壓瘡通常好發於因病長期臥床的老年人，因為皮膚承受的壓力較大，而在許多受力點出現破皮、紅腫、糜爛甚至是潰瘍的情況，且往往因為皮膚潰爛導致次發性感染，使病人整體狀況日益惡化，造成治療上的困難。常見的好發位置包括：尾骨、髖部、腳後跟、背部以及後腦勺等與床面直接接觸的地方。

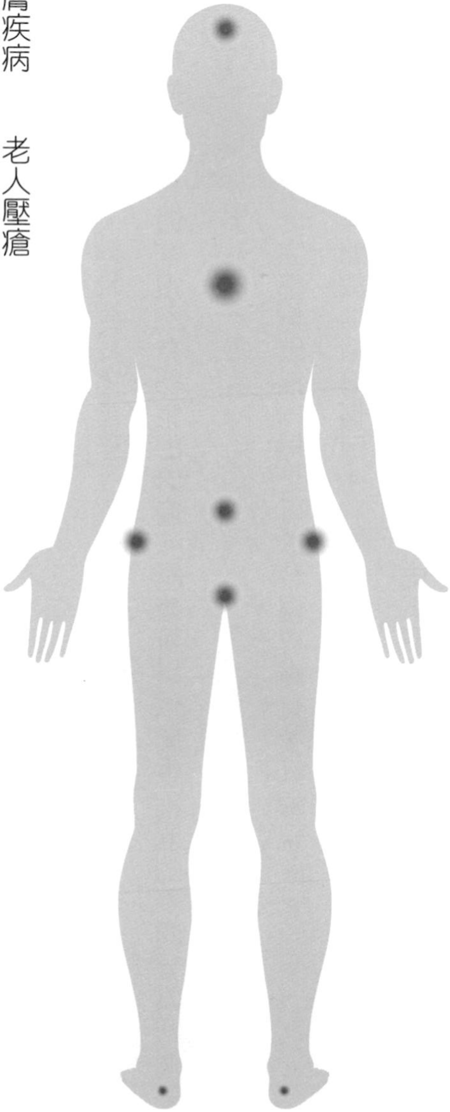

此外，因為涉及到皮膚診斷、整形外科及感染治療等內外科的層面，更使壓瘡病人在整體恢復上有一定的難度。壓瘡可以依嚴重程度的不同分為四個等級：

1. 第一級：皮膚完整無破損，但是可以發現皮膚有發紅的現象。
2. 第二級：表淺開放的潰瘍傷口。
3. 第三級：較深的潰瘍傷口，可能看到皮下脂肪，但是肌肉、骨頭或韌帶並沒有暴露。
4. 第四級：全層皮膚缺損，並可以看見骨頭、韌帶或肌肉暴露。

發作原因

老年人病患的活動量減少或長期臥床，感覺功能變差，皮膚在受到過多的壓力時未能更換姿勢，釋放壓力，即有可能因為血管塌陷導致局部組織缺血壞死的情況，而皮膚組織因為首當其衝，容易因為壞死而產生潰瘍糜爛的現象，形成壓瘡。嚴重者可能會延伸至深層組織，造成筋膜及骨頭外露等情形。

造成壓瘡的因素有外在因素及內在因素兩種：壓力、摩擦力及潮溼是造成壓瘡的外在因素；營養不良、體質、老化、低血壓、血液循環不好及活動障礙，則是壓瘡形成的內在因素。

治療方法

要常常拍打及更換病患的姿勢，針對第一級的壓瘡因為還沒有出現破皮，可於洗澡後塗抹水性乳液，以及使用親水性敷料黏著於皮膚發紅處，一週更換一次。

針對第二級以上者，宜使用標準傷口消毒法每日清理傷口數次，也就是先以生理食鹽水清洗傷口，再以優碘擦拭傷口周圍，最後以食鹽水清洗乾淨。對於較大的水泡，建議請有經驗的護理人員幫忙，在用針頭戳破後以人工皮或紗布覆蓋。

如果是三級到四級等出現筋膜骨頭暴露的深度傷口，則需要積極換藥，可能一天二到三次，直到完全沒有細菌感染的可能之後，再以外科手術的方式清創，並將較深的傷口以局部皮瓣覆蓋起來。

預防方法

除了補充營養來增加組織韌性外，對於因為中風、插管、大手術後無法自行翻身的病人，照護人員應當協助病人每隔一段時間後翻身，適當減輕皮膚承受的壓力。必要時，可以使用防壓床墊如氣墊床，來減少床鋪對身體造成的壓力。

醫師小叮嚀

壓瘡是長期肢體活動不良、長期臥床、中風、大小便失禁、糖尿病、皮膚脆弱或營養不良的患者常見的醫療問題，同時也是老年人常見的問題，加上老人家免疫力比較差，一旦身上出現潰爛的病灶，通常會造成細菌的滋生，倘若病菌進入血液中，即有可能造成敗血症而出現休克、肢端壞疽或面臨截肢的問題，對病人及家屬造成莫大的痛苦。

十、照護肌膚不嫌老，面子裡子都顧到：與美容有關的問題

老年性皮脂腺增生

症狀說明

有些老人家臉上長出單一或是數個膚色的突出小丘疹，丘疹中央還有像肚臍一樣的凹陷，看起來有些呈現黃色油亮的顏色，這是皮脂腺增生的情況，多出現在額頭、兩頰部及下巴，患者以男性居多。

皮脂腺在青春期時分泌最旺盛，造成皮脂增加，產生青春痘；年老時，皮脂腺分泌減少，但是個別的皮脂腺細胞反而會增大包住毛囊並增生，向外突起，

像火山口一樣。因為皮脂腺的分布圍繞毛囊的開口，因此增生後會呈現火山口般的外觀，不痛不癢。

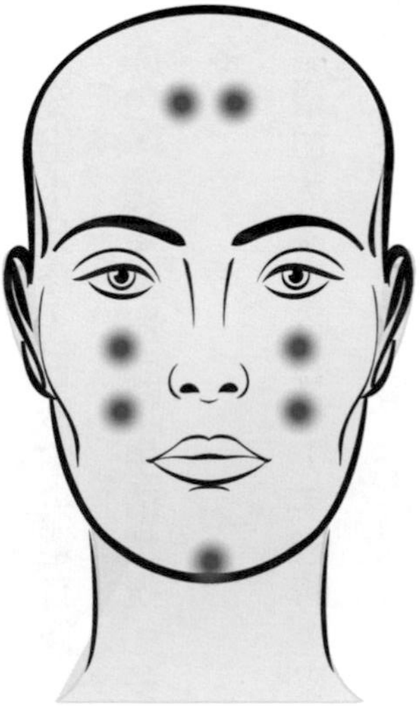

發作原因

油性膚質的老年人最常見，皮脂腺增生也是一種老化的現象，雖然皮脂腺細胞增大，但是功能卻沒有隨之增加。除了年齡之外，長期紫外線的照射也是促使皮脂腺增生的原因之一。

治療方法

由於是自然的現象，因此可以不用特別處理，如果患者很在意對外觀的影響，則可以考慮使用二氧化碳雷射、冷凍或電燒等方式去除。

預防方法

1. 減少攝取油膩的食物，多以蔬菜水果代替。
2. 首重皮膚清潔，並做好防曬，減少紫外線照射。
3. 臉部一天可用清水多洗幾次，早晚才使用臉部專用的清潔劑。
4. 臉部保養避免使用太油或太滋潤的保養品，以避免阻塞毛孔。

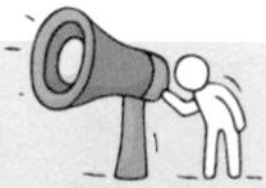

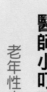

醫師小叮嚀

老年性皮脂腺增生是皮膚老化的現象，因此老年人身上很有可能會出現大大小小的火山樣顆粒隆起，一旦出現這些病灶，基本上不用太過於擔憂，因為這些都是老化的自然現象，並不會造成任何影響。

然而必須注意的是，老年人潛藏何種疾病，有時候並不能從皮膚的外觀察覺出來，只出現兩三群皮脂腺增生，多為正常的現象，但若是多處、甚至是全面的、快速的皮脂腺增生，則要小心有惡化的可能性，而且很可能在體內有其他的癌細胞產生。

除此之外，皮脂腺增生是一個可不處理治療的皮膚疾病，如果老人家認為有損外觀，可以考慮醫學美容的方式來解決。

老人皮膚息肉

症狀說明

門診時常遇到病人說脖子出現一顆顆的膚色肉芽，擔心是不好的東西，也懷疑是不是因為感染或洗澡沒洗乾淨造成的。這些突出的小肉芽，就是臺語俗稱的「懶散肉」，又叫皮膚息肉或軟纖維瘤。外觀呈膚色、棕黃色或是黑褐色，有的形似香菇，有的則黏附於皮膚表面。小如針尖，大如花生粒，數量從一顆到數百顆都有。最好發的地方在頸部與腋下，其他好發的位置有皮膚皺摺處、鼠蹊部、上下眼皮及女性乳房下。

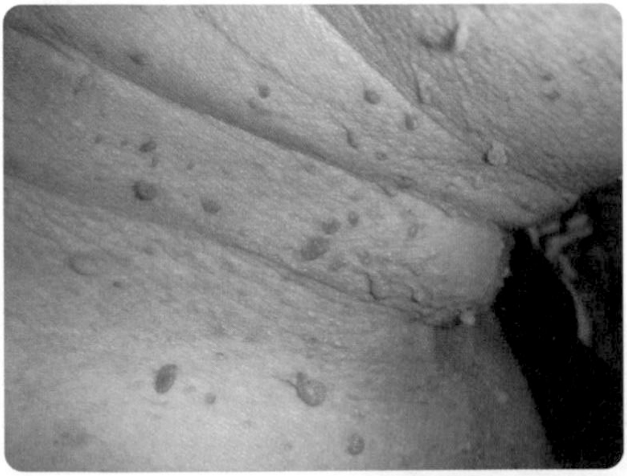

圖 2–21

80 歲女性脖子出現無數顆大小不一突起的膚色肉芽，不痛但有癢感。

皮膚息肉有單發性，即只有少數幾顆長在皮膚上；有多發性的，也就是身上到處都是；通常單發性的息肉體積較大，多發性的則較小顆。整體而言，皮膚息肉常出現在容易摩擦又鬆弛的皮膚。此外，身上的小息肉會隨著年紀的增長而逐漸變多，頗為令人困擾。

過去有些人會用繩子或橡皮筋綁住小息肉，使其壞死脫落，但是這種做法會造成細菌感染及皮膚結疤，非但沒有治療好，反而還越弄越糟。也有很多人

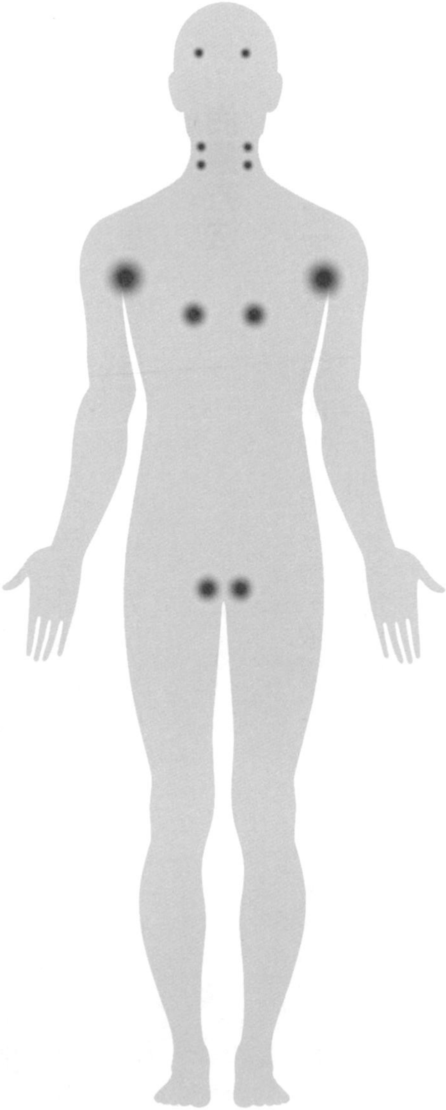

可以忽略它，與其和平共處，但是，如果影響到了外觀或時常磨破流血，就需要求助於醫師治療了。

發作原因

皮膚息肉其實是真皮層纖維組織過度增生的結果，內含有豐富的微血管，造成贅生的皮膚突出，為良性的增生，沒有傳染力，也沒有惡性的傾向。

目前發生的原因還不是很清楚，可能跟個人體質、肥胖、荷爾蒙及長期摩擦有關。有部分研究顯示，患有糖尿病等新陳代謝疾病的病人比較容易長皮膚息肉，另外一些患有黑色棘皮病的人，也會在黑黑的皮膚區塊中長出小肉芽來。

治療方法

息肉的治療取決於息肉的大小和形態，依據不同的形態，處理的方式也不同。對於較大的息肉，因為通常有柄連接於皮膚，一旦扭轉，常常會造成出血疼痛及組織壞死，後果不堪設想，所以針對較大的皮膚息肉，一般會建議以手術切除。但是較小的病灶就只剩下美觀的考量，基本上可以不需要處理，假如突出的地方位在經常摩擦的位置而導致破皮流血，經過醫師審慎評估之後可以使用冷凍、電燒、手術切除或雷射去除等方式來治療。

預防方法

1. 甜食、油炸物少吃，不要過度肥胖，平時衣物也應該改成寬鬆的形式，減少息肉的摩擦。
2. 老年人尤其頸部、腋下、胯下要保持清潔，若有皮膚過敏時，盡量不要搔抓，以免皮膚角質出現增生現象。

醫師小叮嚀

有息肉的老年人一定要注意腸胃道是否也有息肉，以避免腸胃道癌症的產生。皮膚上長出小贅瘤，有些老年人會習慣性地想自行處理，像是拿指甲剪忍痛剪下來等，都不是明智之舉，而且小腫瘤也有可能是惡性的，若因誤判而導致延後治療，結果將得不償失。

老人斑

症狀說明

歲月在臉上的記載，不只有皺紋，還有脂漏性角化症，即是俗稱的「老人斑」，又稱「壽斑」。在陽光曝曬的位置如臉、頭皮、耳朵、頸部、胸背及手腳等都會出現，其中以臉部的位置最為常見。

老人斑是最常見的表皮色素沉澱，會在皮膚上出現扁平、微微突起的斑塊。這種斑塊界線明顯，大小不一，形狀不規則，顏色從棕色到黑色都有，而且有時候會癢。剛開始是平的，接著漸漸突起，表面摸起來也會變得粗糙，這些都是自然老化的現象。

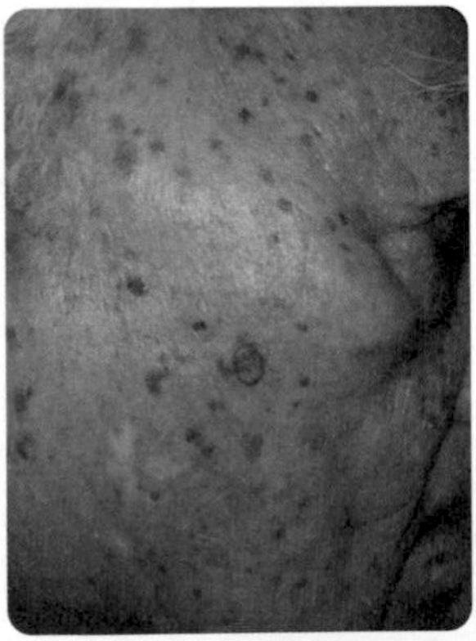

圖 2–22

82 歲男性臉部許多較小的棕色到黑色突起斑塊。

發作原因

大部分病人認為老人斑是自然的現象，年紀大了本來就會出現，象徵年事已高，但也有一部分的族群是未老先衰，才三十出頭就已經有老人斑了。

事實上，除了老化為主要因素之外，基因遺傳、陽光照射及人類乳突病毒的感染，也都跟老人斑的形成有關。

治療方法

老人斑原則上不需要治療，如果病人有要求，可以使用液態氮冷凍法、電燒、雷射及刮除來處理。

預防方法

1. 皮膚的老化會造成脂漏性角化症，平時皮膚若沒有好好保養，也有可能提早老化而出現老人斑。為了防止這種提早老化現象，平時就應減少戶外陽光曝曬的活動，生活作息正常，飲食均衡，多吃水果、蔬菜等，以增加維生素C的吸收，才能防止皮膚提早老化。

2. 建議老年人天熱時減少外出；如果要外出，則要拿深色陽傘、戴墨鏡及帽子，擦防曬乳則可以減少皮膚曬斑及老人斑的形成。

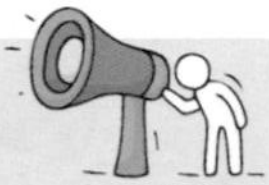

醫師小叮嚀

另外還有一種增厚型的黑色斑塊，顏色看起來很像黑色素細胞癌或類似基底細胞癌，令人感到擔憂，深怕是不好的東西。不過，這其實也是良性表皮角質細胞增生的現象，不用過度驚慌。只要出現自己認為異常的突起或是腫塊，馬上諮詢有經驗的醫師才是最聰明的決定，如果一味認定老人斑是老年人的專利，不僅疏忽了治療時機，老人斑也會因為未受到適當的處理而增多擴大，得不償失。

若短時間內，身體出現非常多顆老人斑，尤其是集中在背部時，就要注意內臟器官有癌症的可能性，最常見的是胃癌及腸腺癌，一定要去給醫師做詳盡的檢查。

老人皺紋

症狀說明

隨著年齡的增加，臉上慢慢出現抬頭紋、法令紋、魚尾紋、細紋等，都是老化的象徵。有人說，皺紋其實是智慧的累積、是經驗的結晶、是歷經滄桑的痕跡。事實上，皺紋是每個人老化時最容易觀察到的部分，與皮膚的生理老化有著密不可分的關係，也和遺傳、抽菸、日曬及個人生活習慣有關。有些人中年時臉上就產生了一堆皺紋，也有些老人家臉上看不到太多歲月的痕跡，因此除了老化以外，還有其他因素會影響皺紋的形成。在額頭、臉、頸部及手背甚至身上所有皮膚都會出現。

發作原因

隨著歲月累積身體逐漸老化，表皮、真皮層、皮下組織與肌肉組織，其質與量均漸漸萎縮，皮膚也開始下垂、鬆弛與皺紋的產生。皮膚中一種稱為「膠原蛋白」的蛋白質纖維逐漸流失，使得皮膚變薄、變脆弱。此外，老化也讓我們的皮膚慢慢失去維持肌膚彈性的「彈性素」及能保持水分的黏多糖。久而久之，皮膚就會變得乾燥、凹陷。

所謂的「內因性」皺紋是指皮膚生理老化所引起的，細紋及法令紋就是內因性皺紋的例子。而「外因性」皺紋是指除了皮膚生理老化的過程之外，還有外在的因素，其中最重要的就是紫外線的照射。

波長較長的長波紫外線(UVA)因為穿透力比短波長的UVB強，容易引起慢性的日光傷害，導致皮膚的老化，加深原本的皺紋。其他的外在因素還包含睡眠時擠壓引起的睡紋、動態表情動作產生的動態紋，及長期吸菸所產生的皺紋。

陽光、香菸及環境汙染，都會加速皺紋的產生，使皮膚增厚、龜裂。這些因素使得皮膚喪失彈性及緊實度，變得更加粗糙，所以產生的皺紋會比同年齡的其他人更多、更深。

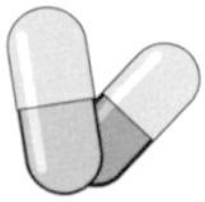

治療方法

維生素A酸是目前公認可以除皺的成分，能縮小毛孔與淡化斑紋。雷射磨皮、機械磨皮與化學換膚等，都可以發揮比塗抹保養品明顯且快速的效果。但是一般傳統的雷射較具破壞力，容易產生表皮色素異常。新的飛梭雷射改善這個問題，雷射後的傷口癒合期也較短。

近年來，非侵入性的光療除皺，經由不同的光、電刺激，使皮膚組織在被破壞之後得以再生，如冷觸感雷射、電波拉皮、光波拉皮、磁波拉皮、音波拉皮、埋線拉皮、動力光等，可以緊實皮膚，改善法令紋。

最快速、滿意度最高的皺紋處理方式是注射肉毒桿菌素，以消除臉上的動態紋，藉由把藥注射到有皺紋的部分，讓臉部肌肉放鬆，改善眉間皺紋、抬頭紋、魚尾紋。一般可以維持三到四個月，少數人可以維持達半年之久。使用這種方式，即使效果消失，皺紋頂多回到原來的情形，並不會變得更糟。有些人會以膠原蛋白、玻尿酸、自體脂肪或是其他人造物質將皺紋填平，但是因為會被人體吸收，需要定時施打。當然手術拉皮對一些想持久又不怕動刀的老人是可以考慮的。

預防方法

1 防曬

皺紋預防的根本是防曬，晴天出門時使用 SPF 20、PA++ 以上的防曬乳液。

2 皮膚保養

一般的細紋與皮膚乾燥有關，保溼劑可以發揮短暫的效果，市面上的保溼劑琳瑯滿目，依據所含油脂量的多寡，區分為日霜與晚霜，同時商品中的添加物也會加入維生素E及其他抗氧化物質，達到保溼與保養的雙重功效。老年人保溼以油性成分為主，選擇時應該要根據自己的體質購買，並不是添加物多樣化就是適合自己的保養品。

3 少吸菸

香菸中尼古丁所帶來的毒自由基會讓皮膚加速老化，更容易出現皺紋。

4 生活作息

正常的生活作息，不熬夜、早睡早起。

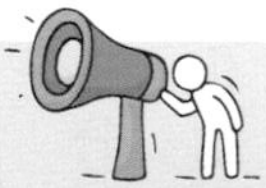

醫師小叮嚀

對老年人來說，皺紋的出現表示年事已高，為了不讓臉上皺紋輕易透露年齡的祕密，女性對皺紋的消除更是趨之若鶩。事實上，「保養」就是治療皺紋最好的方法，唯有追求健康的生活、均衡的營養攝取，以及平時的保養，才能減少及減緩皺紋的產生。

老年性體味

症狀說明

相信不少人都有類似的經驗，搭公車或捷運時，身旁的老人家散發出一股難以形容的味道，濃濃的體味久久不散，稱為油垢味或「加齡臭」，意指高齡者身上所產生的體味。這是一種會隨著年齡的增長而產生的一種體味，算是一種自然的現象。

油脂分泌旺盛的地方都有可能會產生體味，如額頭、鼻頭、耳朵後方、胸背部等。其他地方包括皮膚皺摺處如鼠蹊部，也是體味容易累積不易散去的地方。

發作原因

隨著生理機能退化的影響，多數老人家的臟腑和皮膚新陳代謝變差，而每天分泌的皮脂能潤滑與保護皮膚，基本上並無任何臭味，然而若是與汗水或老化的角質混雜在一起，則會造成皮脂氧化的反應，產生2- 壬烯醛 (2-Ninenal)，此物質被細菌或微生物分解之後，就會產生臭味。這種情形在冬天的時候更為明顯，因為天氣寒冷，老年人少喝水、不愛洗澡，如果又有慢性疾病，體味會更重，而因此不受歡迎。

因為加齡臭是源自於皮脂，舉凡皮脂旺盛的地方都有可能會產生異味。平時若吃油膩的食物，會促使油脂的分泌，也會在老年人身上產生奇怪的味道。所以老年性體味事實上是一種老化合併清潔的問題，只要稍加注意，就可以避免不好的氣味。

治療方法

由於老年性體味屬於老化的自然現象，治療的重點在於減少油脂的分泌及做好身體的清潔。每天以溫水洗澡，洗完後再用天然成分的乳液塗抹身體做保養，達到保溼效果，並適當地去除身體角質。

預防方法

1. 洗澡時不要用肥皂過度清洗皮膚，因為過度洗去皮脂會導致皮膚乾澀而引起更多的油脂分泌。比較好的方式是擠一點沐浴乳或肥皂，加一點水搓揉起泡，用產生的泡泡來清洗，這樣才能溫和地將皮脂帶走。

2. 飲食上要注意減少攝取會產生油脂的食物，尤其是動物性的脂肪如豬油、奶油等。多吃抗氧化的食物如蔬菜、水果、維生素C和E、薑、堅果、大豆等。

3. 天氣變冷的時候更應該注意老年性體味的產生，即使洗澡次數減少，也要記得更換衣服，同時也不要保暖過度，讓體溫升高，反而會增加油脂的分泌。

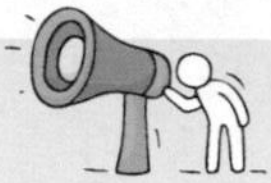

醫師小叮嚀

體味是老人家常會出現的問題，家人要有基本的認識，不要抱有嫌惡的態度看待老人家，給予他們衛教與協助他們清潔身體，才能減少體味。

第三篇　老年人皮膚保健

一、皮膚保養，請跟我這樣做

二、防老化，吃出自癒力

三、皮膚病用藥小常識

人在老化的過程中，皮膚的變化是最為顯而易見的，例如外觀出現皺紋、表面變得鬆弛、臉上冒出老人斑及一頭白髮，都是在傳遞老化的訊息。在這個過程中，表皮細胞、真皮結締組織及皮下脂肪組織這三層皮膚結構會逐漸老化，使得皮膚的生理功能不若年輕時健全。表皮的黑色素細胞會慢慢減少，皮膚較容易受到紫外線的傷害；真皮的膠原蛋白及彈性蛋白會被分解，使得皮膚失去彈性；皮脂腺及汗腺的分泌也會減少，皮膚表面容易變得乾燥；以及皮下脂肪層的變薄，也與皮膚因為輕微擦撞而出現瘀青有關。這些變化增加了皮膚生病的機會，使得皮膚容易出現濕疹、感染、色素沉澱及惡性變化。

一、皮膚保養，請跟我這樣做

雖然老化是必經的過程，無法避免，但是這並不代表皮膚也會跟著逝去青春。有些人雖然60幾歲了，依然保持青春健美的笑容與光滑亮麗的皮膚，讓人看了朝氣十足，這就是因為平時有做好保養及預防的工作，才能讓皮膚免於老化的命運。

1 防曬

最簡單的預防方式就是避免紫外線的長期照射，適量的曬太陽對身體有好處，例如每日曬太陽10～15分鐘，可以增加維生素D的合成，維生素D主要能幫助人體調節體內的鈣平衡及鈣質吸收，對骨質疏鬆的預防有幫助。但如果過度曝曬在太陽光下，會有增加曬傷風險、黑色素的分布不均、皮膚沒彈性等問題，有害皮膚健康。

陽光對人體影響最大的是紫外線，防曬主要也是針對紫外線。紫外線根據波長可以分為三種：UVA（紫外線A光）波長約320奈米到400奈米、UVB（紫外線B光）波長約290奈米到320奈米和UVC（紫外線C光）波長約290奈米以下。

波長越長的紫外線，穿透能力越強。UVA對皮膚較不會造成立即性的傷害。UVA可以穿透家中或車窗的玻璃，但它不會讓人有熱的感覺，對肌膚它可以穿透表皮，到達皮膚真皮層，長期照射不但會使皮膚變黑、老化、失去彈性、易生皺紋，也可能導致皮膚癌；即使是在陰天或冰天雪地也能發威，而且傷害屬長期、慢性累積，是個不折不扣的冷面殺手。

為了保護皮膚，除了避免陽光直接照射外，唯一的方法就是做好全方位的防曬工作。防曬一定要有萬全的準備，千萬不可只做一半。全方位防曬是每天出門必塗防曬乳、拿陽傘、穿長袖衣物及戴墨鏡；前往豔陽高照的戶外前，塗抹防曬係數高的防曬乳在皮膚容易被照射的部位，如頭頸、脖子及四肢，可以多塗幾次，避免防曬乳隨著流汗而失去防曬的功能，也可以加強防曬乳抗紫外線的效果。

防曬品的選購是許多民眾常會問到的，哪一種防曬品才適合自己呢？首先就要先知道防曬品的特性然後再依據自己的膚質來選擇。基本上選擇防曬品有幾個重點：第一是質感要好、延展性要佳、清爽不油膩。第二是防曬能力要足夠，對UVA和UVB都有防曬功能。第三是不容易阻塞毛孔造成粉刺形成。第四是產品不要太香以免造成過敏。

2 保溼

除了防曬外，銀髮族的皮膚保溼尤其重要，因為年紀大的人皮膚都會比較乾燥，所以在保溼保養品的選用上，以加強油脂保溼為挑選的原則。要達到保溼的完全效果就需補充及修護皮膚的不健全組織，並且透過補水、鎖水、鎖油來增加皮膚本身的修復力。

完整的保溼劑須具有幾種組成，包括增溼劑、鎖水劑及輕微的密封劑。增溼劑主要多為水性保溼成分，可補充角質層中的水分，幫助肌膚抓水、改善角質缺水的現象。常見的成分有一般玻尿酸（醣醛酸、透明質酸）、羅望子玻尿酸、甘油（Glycerin，學名丙三醇）、胺基酸、膠原蛋白、尿素、果酸、乳酸

(AHA)、脂質（如分子釘 Cermides）、醣類、天然保溼因子（National moisturizing factor, NMF)、維生素原 B5 等。鎖水劑為油性保溼成分幫助肌膚保水，兼具修護皮脂膜功能常見的成分有植物油如馬油、荷荷芭油、月見草油、橄欖油、葵花油、小麥胚芽油等。若是極度缺水則可使用密封劑讓水分進得去、出不來，例如凡士林、矽油、礦物油等。

由此可見，在保養皮膚的當下，我們必須了解哪一種保養品適合我們，裡面的成分是否為有效成分，以及濃度是否適當，才能達到最好的效果。

二、防老化，吃出自癒力

要增加皮膚自癒修護力，可多吃含低升糖指數的食物，可使身體新陳代謝穩定，減少血糖浮動，可達到皮膚抗氧化作用延緩老化。具有代表性的低升糖指數食物則有大麥片、薏仁、裸麥、綠豆及黑豆等；水果中則包括桃子、李子、柳丁等柑橘類。

皮膚層中的膠原蛋白使皮膚表面光滑且具有彈性，如果長期缺少蛋白質的補充，膠原蛋白的生合成就會下降，導致皮膚提早面臨老化的命運而變得粗糙。因此均衡飲食非常重要，平時可以少量的攝取富含蛋白質的肉類食品，如牛肉、豬肉及魚肉，同時也可以預防皮膚提早老化。

此外，規律的食用蔬菜水果也能有效地防止皮膚老化，新鮮蔬菜含有充足的鹼性無機鹽，如鉀、鈉、鈣、鎂等，可以中和皮膚組織間的酸性代謝物，使皮膚保持光滑而不粗糙。芭樂、木瓜、番茄及洋蔥、地瓜葉、大小白菜這些含有大量維生素C的蔬果，不僅能維持膠原蛋白的生合成，還能抑制黑色素的生成，使皮膚美白，也應該要多加攝取。

刺激性及口味重的食物、味精、醃製類食品、酒精飲料等，因為會對皮膚有害，加速皮膚老化及增加發炎的機會，平時要減少食用，特別是有皮膚疾病時，更應該避免。

三、皮膚病用藥小常識

皮膚科用藥不外乎外用藥膏及口服藥物，看似單純，其實大有學問。一般來說，外用藥膏的油性根據不同的皮膚病灶在製造上會有所不同，油性最高的是膏(oint)，用在慢性、較為乾燥、厚的病灶；油性次之的霜(cream)則用在急性、較濕且有較多滲出液的病灶。

乾則溼之，溼則乾之，油性越高的保水能力就越好，所以可以用在乾燥的皮膚上來保存水分，同時達到治療的效果；相反地，如果是有滲出液、發炎的皮膚病灶，就不能使用油性較強的膏，否則會讓病灶更潮溼，溼疹更嚴重。在這個原則下，醫師在開立處方時會依據不同的狀況對症下藥，一般民眾在藥房購買藥膏來擦時，也可以留意一下選購的藥膏是否能用在病灶上，否則效果有限。

另外一個需要注意的是類固醇藥膏的使用，不同的類固醇藥膏其成分與治療的強度不同，在臨床使用上分為七級，代表強弱的不同，針對一般較輕微的皮膚溼疹如脂漏性皮膚炎，使用弱效的類固醇就可以達到不錯的效果；但如果是慢性、嚴重的發炎病灶或是苔蘚樣病變，就必須將類固醇藥膏的強度提高，才能抑制強烈的發炎反應。若是細菌或黴菌感染造成的皮膚炎，如毛囊炎或體癬，就不能使用類固醇來治療，因為一旦免疫反應被抑制，感染會惡化。因為類固醇具有一刀兩刃的特性，在使用上需要特別注意。

除了類固醇使用的適應症及強度以外，還要留意在皮膚上長期使用類固醇之後會產生的副作用。針對急性期的病灶，短暫的使用類固醇並不會對皮膚造成明顯的影響，然而若是因為慢性的發炎或是自體免疫皮膚病，而需要長期不間斷地塗抹，副作用就會出現，如皮膚萎縮、變薄、粉刺的產生與多毛。尤其是老年人的皮膚，往往在長時間塗抹類固醇藥膏後，導致皮膚脆弱萎縮，更容易因為皮下微血管破裂而造成瘀斑的出現。所以在使用類固醇之前，需要經過醫師的審慎評估，才不會因為錯誤的使用方式而導致不可逆的後果。

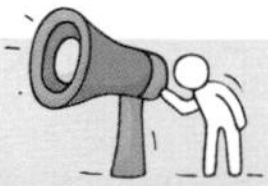

醫師小叮嚀

皮膚的老化不僅是自然的現象，也受內在及外在因素的影響，雖然是一個緩慢的過程，但要預防老化提早上門，平時就要做好皮膚的保養與防護，及正確的飲食；出現皮膚問題時就要立即尋求協助，對症下藥，並且改善生活作息及飲食。如此一來，就能青春永駐，活得健康、活得快樂。

養生智慧

自己的肺自己救
——每天 1 分鐘的肺部保健指南

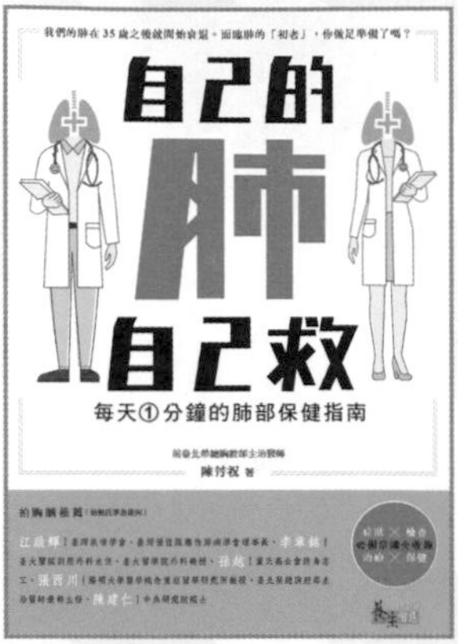

前臺北榮總胸腔部主治醫師 陳芳祝／著

★這些知識可能救你一命

關於檢查，你必須知道：

如何避免胸部 X 光片的誤判？為什麼要做肺功能檢查？

即使腫瘤指標正常，也不能排除罹癌的可能？痰液檢查的目的為何？什麼情況下會做支氣管鏡檢查或肋膜穿刺？胸腔超音波最常使用的場合為何？電腦斷層攝影有什麼優缺點？

關於診斷與治療，你必須知道：

即使不吸菸，也可能罹患慢性阻塞性肺疾？哪些情況代表你可能是氣喘高危險群？造成肺栓塞的危險因素有哪些？結核病是怎麼傳染的？要怎麼預防肺炎？支氣管擴張症無法治癒？什麼是肺纖維化？間質性肺疾又是什麼？忽視睡眠呼吸中止症會發生什麼事？

關於日常保健，你必須知道：

吸入二手菸有可能導致截肢？如何避免室內空氣汙染？高風險職業工作者如何避免肺疾？哪些人不適合施打流感疫苗？如何促進排痰？如何透過呼吸法改善氣道阻塞問題？過胖與過瘦者會面臨什麼肺部問題？不是每一種肺疾患者都適合搭機？每天服用多種藥物的人，要特別注意什麼？濫用抗生素會有什麼後果？

★本書特色

【資歷豐富】作者從醫三十餘年的豐富經驗，讓本書既實用又令人安心。
【你問我答】透過一問一答，俐落明快、深入淺出地帶出各種保健知識。
【破解迷思】精心設計「迷思破解」單元，釐清一般人常見的錯誤觀念。
【面面俱到】全面闡述各種肺疾的症狀、檢查、診斷、治療與保健方式。
【自我檢查】提供具體症狀描述與評估量表，就醫前可先進行自我檢查。
【體貼長者】銀髮族相關重點以特別色強調，提醒長者及其照護者注意。

老眼不昏花
——銀髮族的視力保健

臺北榮總眼科醫師團隊／著

誠心推薦

張德明　臺北榮民總醫院院長
翁林仲　中華民國眼科醫學會理事長

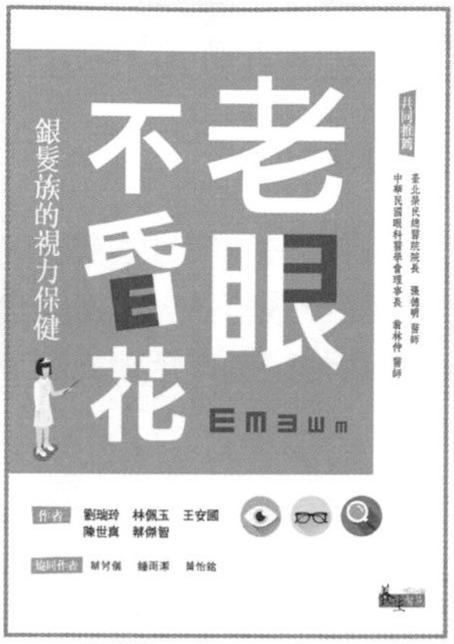

【專業團隊，專門知識】

臺北榮總眼科醫師團隊彙整多年醫療經驗，鎖定因年齡增長可能造成的諸多眼部疾病，詳細說明成因、預防方法以及治療方式，包括老花眼、白內障、青光眼、黃斑部病變、視網膜病變，以及外觀性的眼瞼下垂、眼袋等。與市面上一般眼科書籍全面性的介紹不同，特別適合銀髮族閱讀。

【循序漸進，文字淺白】

將艱深的醫療術語化為淺顯易懂的文字，並搭配約 100 幅的圖片與插圖輔助說明，讓沒有醫療背景的讀者也能輕鬆理解，作為眼睛的第一道防線。

【彩色編排，重點標示】

全書彩色印刷，圖片清楚美觀，字體、行距加大方便閱讀，內文段落分明，重點處以特別色標示，整體編排賞心悅目。

【迷思破解、疑問解答】

老花眼能不能抵消近視？青光眼能不能搭飛機？對於眼睛的疑問，別再從網路搜尋，誤信錯誤知識反而傷害眼睛。書中 Q&A 單元解答關於眼部方面的種種問題，為讀者提供最正確的資訊。